耳鼻咽喉科
疾病治疗精要

主编 白晓明 朱锡林 杜金凤 王凤斌

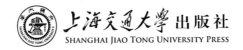
上海交通大学出版社
SHANGHAI JIAO TONG UNIVERSITY PRESS

内容提要

本书以现行的耳鼻咽喉科疾病诊疗规范为指导，针对疾病的概念、病因病机、临床表现、实验室检查、诊断与鉴别诊断、治疗等方面展开了详细的论述，基本上涵盖了耳部、鼻部、咽部、喉部的常见病和多发病。本书适合耳鼻咽喉科基层临床工作者参考阅读。

图书在版编目（CIP）数据

耳鼻咽喉科疾病治疗精要 / 白晓明等主编. --上海 ：
上海交通大学出版社，2022.9
ISBN 978-7-313-27505-9

Ⅰ．①耳… Ⅱ．①白… Ⅲ．①耳鼻咽喉病-诊疗
Ⅳ．①R76

中国版本图书馆CIP数据核字（2022）第177525号

耳鼻咽喉科疾病治疗精要

ERBIYANHOUKE JIBING ZHILIAO JINGYAO

主　　编：白晓明　朱锡林　杜金凤　王凤斌
出版发行：上海交通大学出版社　　　　　　地　　址：上海市番禺路951号
邮政编码：200030　　　　　　　　　　　　电　　话：021-64071208
印　　制：广东虎彩云印刷有限公司
开　　本：710mm×1000mm 1/16　　　　　经　　销：全国新华书店
字　　数：217千字　　　　　　　　　　　　印　　张：12.5
版　　次：2023年1月第1版　　　　　　　　插　　页：2
书　　号：ISBN 978-7-313-27505-9　　　　印　　次：2023年1月第1次印刷
定　　价：158.00元

编委会

主　编

白晓明（山东省日照市中医医院）

朱锡林（山东省利津县中心医院）

杜金凤（山东省郓城县中医医院）

王凤斌（贵州省罗甸县人民医院）

副主编

徐会会（山东省济宁市第三人民医院）

王　倩（山东省青岛市第八人民医院）

蔡　兰（重庆市永川区人民医院）

韩泽利（解放军总医院第四医学中心）

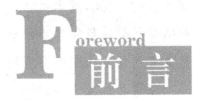

前　言

　　耳鼻咽喉是听觉、平衡觉、嗅觉的感觉器官,这些器官结构精细、功能独特,彼此相互沟通、疾病相互影响,与人的生命活动密切相关。鉴于耳、鼻、咽、喉解剖位置和临床特点的特殊性,耳鼻咽喉科已经从临床医学中逐渐分离出来,成为专门研究耳、鼻、咽、喉及其相邻器官的解剖与生理、疾病发生及发展规律,以及疾病诊断、治疗和预防的一门科学。

　　耳鼻咽喉疾病是人类的常见病、多发病,尽管其大部分在初始阶段并不会引起人们的关注,然而处理不当时亦可引起较为严重的后果,给治疗带来很大困难。一方面给患者造成额外的肉体与精神痛苦,另一方面则加重了医疗卫生资源的占用。因此,对于此类疾病的早期诊断与治疗非常重要。随着我国耳鼻咽喉学的迅速发展,多种诊断方法和治疗手段相继应用到临床工作中,极大地丰富了耳鼻咽喉学的内容。作为新时代的耳鼻咽喉科医师,不仅要掌握扎实的基础知识,更要具有精湛的耳鼻咽喉科操作技术及临床诊断疾病和治疗疾病的能力,才能满足人们越来越高的健康需求。基于以上原因,我们组织了长期从事临床一线的医务工作者,参阅了大量国内外文献,并结合丰富的临床经验,着手撰写了《耳鼻咽喉科疾病治疗精要》一书。

　　本书以现行的耳鼻咽喉科疾病诊疗规范为指导,总结了国内外同行多年的临床经验和编者们的独到体会,针对疾病的概念、病因病机、临床表现、实验室检查、诊断与鉴别诊断、治疗等方面展开了详细的论述,基本上涵盖了耳部、鼻部、咽部、喉部的常见病和多发病。本书内容丰富、重点突出、图文并茂，基本反映了当前耳鼻咽喉科的最新研究进展。既适合耳鼻咽喉科学基层临床工作者参考阅读，也可作为内科、外科、口腔科等科室医务人员工作中的参考用书。

在编写过程中，我们力求论述准确，使本书既能体现出现代耳鼻咽喉科疾病诊疗的发展，又具有可读性和实用性。尽管如此，书中难免存在疏漏之处，恳请读者予以指正，以便进一步修订完善。

《耳鼻咽喉科疾病治疗精要》编委会

2022 年 6 月

C ontents 目 录

第一章

外 耳 疾 病

第一节　耳郭假性囊肿

耳郭假性囊肿是指耳郭上半部外侧前面的局限性肿胀。内有浆液性渗出液，形成囊肿样隆起。本病又名耳郭浆液性软骨膜炎、耳郭非化脓性软骨膜炎、耳郭软骨膜间积液等。发病年龄以 30～40 岁者为多。男性多于女性，多发生于一侧耳郭。

耳郭假性囊肿相当于中医学"耳壳流痰"范畴。

一、中医病因病机

本病因风邪兼挟痰湿上窜耳壳而致。多因脾胃虚弱，痰湿内生，加之风邪外犯，挟痰湿上窜耳壳，痰浊凝滞而成。

二、病因和发病机制

病因尚未明确，可能与外伤有关。也可能是耳郭受到某些机械刺激（如硬枕压迫，无意触摸等）引起局部循环障碍所致。

三、病理

在显微镜下可见从皮肤到囊壁的组织层次为皮肤、皮下组织、软骨膜及与其密切相连的软骨层。该软骨层的厚薄依囊肿大小而定，软骨层的内面覆有一层纤维素，其表面无上皮细胞结构，故与真囊肿不同。由此可知，积液是在软骨内，而非在软骨膜与软骨之间。

四、临床表现

（一）症状

发病突然，常常偶然发现耳郭前面上方局限性隆起，由小逐渐增大，肤色不变,常无痛感,可有胀感、灼热感或痒感。

(二)体征

耳郭隆起处多位于舟状窝、三角窝,或可波及耳甲腔,但不侵犯耳郭后面。肿胀范围清楚,有弹性及波动感,穿刺抽吸,可得淡黄色液体,抽吸后虽可使肿块缩小或暂时消失,但可复肿如前。

五、诊断与鉴别诊断

根据病史及症状可明确诊断。在暗室中透照时透光度良好,可与血肿区别。穿刺抽吸时,可抽出淡黄色清液,培养无细菌生长。但不久又复渗出。

六、治疗

(一)中医治疗

1.辨证治疗

(1)局部症状:本病起病突然,常于夜间睡醒偶然发现。无明显疼痛及触压痛,可有胀感、灼热感或痒感。

(2)全身症状:一般无明显全身症状。舌苔微腻,脉弦或带滑。

(3)局部检查:多发于耳壳凹面上半部。局部肿起,肤色不变,按之柔软有波动感,无明显触压痛。穿刺可抽出淡黄色黏液,但不经多时,又复肿起。

(4)治法:祛痰散结,疏风通络。

(5)代表方:二陈汤。

(6)基本处方:橘皮6 g,法半夏15 g,茯苓15 g,甘草6 g。

(7)加减:若局部麻痒、胀感者,加僵蚕10 g、地龙10 g、丝瓜络12 g、当归尾6 g、丹参20 g、郁金12 g以疏风活血通络;若见食欲欠佳,可加砂仁9 g、白术12 g、神曲10 g、山楂12 g以健脾行气消食。

2.其他中医治疗

抽出囊肿内的液体,并加压包扎或配合选用下列方法,再加压包扎:①用艾条灸。②用磁铁异极相对贴敷。③用玄明粉溶液湿敷。④用如意金黄散调敷。

(二)西医治疗

(1)常于无菌操作下多次穿刺抽液,或于抽液后注入硬化剂于腔内促使囊壁机化,加压包扎,亦可于抽液后注入15%高渗盐水(或50%葡萄糖液)约0.5 mL,不加压包扎。24小时后抽出注入液体,若为血红色,即不再注药,否则可重复注射。

（2）较为省时而有效的疗法：在严格无菌操作下，在隆起突出部位切除全层囊壁，开一小窗，清除积液，通畅引流，轻压包扎，以促进囊壁塌陷、紧贴，直至伤口愈合。

（3）其他西医外治法：轻者可行紫外线照射或超短波等物理治疗，以制止渗液与促进吸收。亦有于抽液后局部应用冷冻或磁疗者。

第二节　外耳道异物

外耳道异物是指外来物体误入耳道。本病属于中医学"异物入耳"范畴，亦称"诸物入耳""百虫入耳""飞蛾入耳"等。多见于儿童。

一、病因和发病机制

小儿喜将小物体塞入耳内。成人亦可发生，多为挖耳或外伤时遗留小物体或小虫侵入等。常见的异物：①动物类异物，如蚊、蝇、蚂蚁、水蛭等，偶尔飞入或爬入耳道，引起症状。②植物类异物，如豆类、果核、稻谷等。多因儿童无知，在嬉戏时将异物塞入耳内或因其他事故，以致异物进入。③非生物类异物，如石子、铁屑、玻璃珠类。

若为吸水性异物（豆类、纸团等），因吸水而体积膨胀，或异物损伤耳道肌肤，邪毒乘虚外侵，可致皮肤红肿、焮痛、糜烂。

二、临床表现

根据异物形态、性质、大小和所在部位的不同，而有不同的症状。体小无胀痛无刺激性的异物，进入耳中，可长期存留于外耳道，无明显症状。

形体较大异物阻塞于耳道内，可引起耳鸣、听力障碍和反射性咳嗽等。

吸水性异物，遇水则膨胀，刺激和压迫耳道，阻塞外耳道，可引起耳闷胀感，常可引起耳道红肿、糜烂，耳痛及听力减退，并可继发外耳道炎。

动物性异物，由于在耳内爬行、骚动，使患者躁扰不安，引起剧烈耳痛和噪声，如在鼓膜处活动，可引起眩晕及耳鸣，甚至出血或损伤耳膜，引起耳膜穿孔。

异物嵌顿于耳道峡部，疼痛较剧；接近耳膜之异物，如果压迫耳膜，可发生耳鸣、眩晕。

三、诊断与鉴别诊断

根据病史及局部检查,发现耳道的异物,可以明确诊断。应注意与耵聍栓塞相鉴别。

四、治疗

通过各种方法,以将异物取出为原则。异物位置未越过外耳道峡部、未塞紧外耳道者可用耵聍钩直接钩出,或用外耳道冲洗法冲出。细小能移动的异物,可用冲洗法将其冲出。冲洗时不要正对异物冲洗,以免将异物引向深入。

(1)植物性及非生物性异物:用耳钩或耳镊取出。耳钩应顺耳道与异物的空隙或耳道前下方进入,将异物钩出,操作时必须轻巧试探,以免损伤耳道或鼓膜;圆球形异物如玻璃球、小珠子等,可用刮匙钩出,切勿用镊子或钳子夹取,以防异物滑入耳道深处损伤鼓膜;质轻而细小的异物,可用凡士林或胶黏物质涂于棉签头,将其粘出。

(2)活动性昆虫类异物:用植物油、姜汁、丁卡因滴入耳内,或用氯仿、乙醇或杀虫剂等滴入耳内,或用浸有乙醚的棉球塞置于外耳道数分钟,将昆虫麻醉或杀死后用镊子取出或冲洗排出。

(3)遇水膨胀或易起化学变化的异物,以及耳膜有穿孔者禁用冲洗法。被水泡胀的豆类异物,可搅成小块分次取出,或用95%乙醇溶液,滴耳,使其脱水收缩后,再行取出。

(4)如异物较大,且于外耳道深部嵌顿较紧者:须于局麻或全身麻醉下行耳内或耳后切口,必要时还须凿除部分骨性外耳道后壁,以取出异物。幼儿患者宜在短暂全麻下取出异物,以免术中不合作造成损伤或将异物推向深处。

(5)外耳道有继发感染者:应先行抗感染治疗,待炎症消退后再取异物;或取出异物后积极治疗外耳道炎。

第三节 外 耳 湿 疹

外耳湿疹是指由多种内外因素引起的发生于外耳皮肤的变态反应性炎症。好发于外耳道、耳甲腔、耳后沟或耳周皮肤。临床上分为急性、慢性两型。中医称"旋耳疮",或称"黄水疮""月蚀疮"。

一、中医病因病机

(一)风热湿邪犯耳

急性期多因脓耳的脓液浸渍,或邻近部位之黄水疮漫延至耳部,或因接触某些刺激性物而致风湿热邪毒侵袭,并引动肝胆之湿热循经上犯耳窍肌肤而为病。

(二)血虚生风化燥

慢性期多为发病日久,湿热缠绵,致伤脾胃,脾胃虚弱,气血生化不足,或病久伤阴,阴血耗损,导致血虚生风,风盛化燥,耳部肌肤失于滋润而致。

二、病因和发病机制

因摄取致敏食物,如鱼、虾、牛奶等,或外耳道脓液刺激,外用药物、纺织品、化妆品、喷发剂刺激或过敏等,引起外耳皮肤的变态反应。

三、病理

外耳湿疹为变态反应性炎症,其病理变化为组织变态反应、充血水肿、渗出、结痂。

四、临床表现

(一)症状

急性期患处瘙痒、烧灼感或有黄水流出。严重者可有发热或全身不适,睡眠欠佳,胃纳差,大便干结。慢性湿疹为外耳剧痒不适。

(二)体征

急性期检查见局部皮肤颜色加深、红斑或粟粒状小丘疹、水疱。破溃后流出黄水。表皮糜烂、痂皮覆盖,可导致外耳道狭窄。慢性湿疹主要表现为患处皮肤增厚、粗糙、脱屑、皲裂、结痂、苔藓样变。

五、诊断与鉴别诊断

(一)诊断

依据局部症状、体征及病原体接触过敏史可做出准确诊断。

(二)鉴别诊断

1.外耳道疖

主要表现为耳部疼痛,牵拉耳郭耳痛加剧,检查见外耳道软骨部皮肤有局限性红肿或有黄白色脓点,破溃后有黄稠脓液流出,或带血。

2.外耳道炎

主要表现为耳道内疼痛,或有少量黏脓性分泌物流出,外耳道皮肤弥漫性红肿或增厚、粗糙、结痂。但外耳道湿疹表现有明显的丘疹和水疱,这是本病与外耳道炎鉴别的要点。

六、治疗

(一)中医治疗

1.辨证治疗

外耳湿疹的发生多与气血亏虚、脏腑功能失调和外感风热湿毒之邪有关,要注重辨其虚实,进行分型分类治疗。

(1)风热湿毒蒸耳。

1)局部症状:外耳道或耳郭周围瘙痒、灼痛明显。

2)全身症状:可有发热、烦躁、睡眠不安等。舌红,苔黄腻,脉弦数或滑数。

3)局部检查:外耳道或耳郭周围肤色潮红,丘疹或水疱,破溃后流黄水,皮肤糜烂,或结皮痂。

4)治法:祛风止痒、清热利湿。

5)代表方:消风散。

6)基本处方:荆芥12 g,防风12 g,牛蒡子12 g,蝉衣6 g,苍耳子10 g,苦参12 g,木通10 g,石膏15 g,知母12 g,生地黄15 g,当归9 g,胡麻仁15 g。

7)加减:①偏湿热壅盛者,宜清泻肝胆湿热。可用龙胆泻肝汤:柴胡6 g,龙胆草10 g,车前子10 g,黄芩10 g,泽泻10 g,山栀子10 g,木通6 g,当归6 g,生地黄15 g,甘草6 g。②湿重者,加川草薢10 g以加强利湿之功。

(2)血虚生风化燥。

1)局部症状:病程较长,反复发作,耳部痒痛甚,抓搔后有小血点或结痂。

2)全身症状:全身可伴有脸色萎黄,食少,身倦乏力。舌质淡红,苔白,脉细缓。

3)局部检查:耳道、耳壳及周围之皮肤增厚、粗糙、皲裂、上覆皮痂。

4)治法:养血熄风,滋阴润燥。

5)代表方:地黄饮。

6)基本处方:熟地黄15 g,当归10 g,首乌15 g,生地黄15 g,牡丹皮15 g,玄参10 g,红花9 g,白蒺藜10 g,僵蚕9 g,甘草10 g。

7)加减:若虚火盛,局部痛明显,去当归,加黄柏10 g、知母10 g以降虚火。

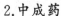

2.中成药

(1)十味龙胆花颗粒:适合于湿热型湿疹。

(2)乌蛇止痒丸:适合用于血虚风燥型湿疹。

3.其他中医治疗

外耳湿疹的治疗除了全身治疗外,局部治疗也是十分重要的,局部用药可以使药物直接作用于病变部位,增强疗效。

(1)外洗及湿敷:用金银花、苦参、白藓皮、黄柏各 15 g,煎水外洗或湿敷患处。

(2)滴耳:选用黄连滴耳液滴耳。

(3)涂耳:脓多者可用金银花煎水清洗后用黄连膏涂患处。

(4)烟熏疗法:苍术、黄柏、苦参、防风各 9 g,白藓皮 30 g,五倍子 15 g。将上述药末放在较厚草纸内制成纸卷,或将药末置于特制熏炉内,点燃,使烟雾直蒸患处,每天 1～2 次,每次 15 分钟。

(5)针刺疗法:选曲池、足三里、三阴交、血海、委中等穴,用清法,留针 20 分钟,每天或隔天 1 次。

(二)西医治疗

主要是针对病因,首先了解和消除致病因素,避免接触过敏物或刺激因素。局部忌用热水或肥皂清洗,或擦涂有刺激性的药物;禁止抓痒、挖耳;若疑是用药引起,应立即停用有关的药物;如是中耳流出的脓液刺激引起的,应积极治疗中耳炎。治以抗过敏,止痒收敛为原则,保持局部清洁,避免引起继发感染。可分局部治疗和全身治疗。

1.全身治疗

全身治疗可选用抗组胺药或皮质类固醇,以减轻症状,促进湿疹好转。有继发感染者,可内服或注射抗生素。

抗组胺类药:①苯海拉明 25 mg,每天 2 次。②开瑞坦 10 mg,每天 1 次。③西替利嗪 10 mg,每天 1 次。

皮质类固醇类:①泼尼松 10 mg,每天 3 次。②严重者,可用地塞米松 10 mg加入 5% 葡萄糖液 250 mL,静脉滴注,每天 1 次。

2.局部治疗

耳部患处保持清洁、干燥,消炎为主,避免继发性感染。

(1)渗液较多时,可用 3% 过氧化氢清洗患处,或用 15% 氧化锌溶液湿敷。

(2)渗液较少或仅有红斑、丘疹时,可涂用氧化锌糊剂及各种类固醇软膏或霜剂。

(3)有脓性分泌物,则可配合应用抗生素软膏涂患处。

(4)若局部皮肤增厚明显,可用3‰水杨酸软膏涂。

第四节　外耳道疖及外耳道炎

外耳道疖又名局限性外耳道炎,发生于外耳道软骨部,为该部皮肤毛囊、皮脂腺的急性化脓性感染。中医称"耳疖"。外耳道炎又称弥散性外耳道炎,是外耳道皮肤及皮下组织的弥散性感染性炎症。中医称"耳疮"。

一、中医病因病机

中医认为,本病急性期多为风热邪毒侵袭耳道,或肝胆湿热上蒸耳窍所致。

(一)风热邪毒侵袭

多因挖耳恶习,损伤耳道,风热邪毒乘机侵袭,或因污水入耳,或因脓耳之脓液浸渍外耳道而染毒发病。

(二)肝胆湿热上蒸

热毒壅盛,兼挟湿热,引动肝胆火热循经上乘,蒸灼耳道,壅遏经脉,逆于肌肤而致耳道漫肿、赤红。

二、病因和发病机制

外耳道疖多发生于外耳道软骨部皮肤的皮脂腺、毛囊和耵聍腺处,外耳道炎是发生在外耳道皮肤或皮下组织。常见致病菌大多数为金黄色葡萄球菌,少数为白色葡萄球菌和链球菌、铜绿假单胞菌、变形杆菌等。

发生感染的病因常为以下几点。

(1)耳道皮肤局部损伤或刺激所致,如挖耳、异物损伤,细菌感染。

(2)药物刺激、脓性分泌物刺激、污水液浸渍、不正确的外耳道冲洗等,致外耳道皮肤损伤,病菌直接感染而发病。

(3)全身性疾病使全身或局部抵抗力下降,是引起本病的诱因,糖尿病、长期便秘、身体衰弱者尤易患病和复发。

三、病理

外耳道炎、外耳道疖为非特异性炎症。其主要的病理变化为皮肤真皮浅层血管充血、水肿和多形核白细胞浸润,急性炎症细胞浸润,毛囊小脓肿形成。

四、临床表现

(一)外耳道疖

1.症状

主要表现为耳部较剧烈的跳动性疼痛,常放射至同侧头部,张口、咀嚼或打呵欠时疼痛加剧;夜间常因剧烈耳痛而难以入睡;牵拉耳郭及压迫耳屏可使耳部疼痛加剧;由于耳道内肿疖堵塞,可有阻塞感或影响听力。

2.体征

(1)发病早期:局部检查见外耳道软骨部皮肤有局限性红肿;有耳屏压痛和耳郭牵引痛明显。体温可有升高。

(2)成熟期:局限性红肿其顶部可有黄白色脓点,破溃后有稠厚脓液流出,或带血;耳前耳后淋巴结肿大、压痛;耳屏压痛和耳郭牵引痛稍减轻。

(二)外耳道炎

1.症状

耳道内有灼热感、疼痛或胀痛,逐渐加剧,咀嚼及说话时加重。

2.体征

外耳道皮肤充血、肿胀,有分泌物流出,初期稀薄,渐变为脓性;甚者外耳道明显肿胀,外耳道狭窄甚至完全闭塞。可有耳前耳后淋巴结肿大;体温可有升高。

五、实验室和其他辅助检查

(1)细菌培养:外耳道分泌物细菌培养可发现致病菌,可做药敏试验。

(2)血常规检查结果:可有白细胞计数增高。

(3)严重者听力检查:可呈轻度传导性耳聋。

六、诊断与鉴别诊断

(一)诊断

根据病史、临床表现及各项检查结果,不难做出诊断。外耳道疖为局限性红肿性病变,外耳道炎是弥漫性病变,两者也不难鉴别。

（二）鉴别诊断

1.化脓性中耳炎

耳内流脓，检查见外耳道皮肤多正常或潮红，或有脓液停留，鼓膜有穿孔、充血。没有耳屏压痛和耳郭牵引痛。可有轻度听力下降。X线片示乳突炎等体征可资鉴别。

2.耳后骨膜下脓肿

耳后骨膜下脓肿表现为耳后乳突部肿胀压痛，耳壳被推向前外方，脓肿形成后有波动感，外耳道无红肿，有化脓性中耳炎病史。X线片示乳突气房模糊或有乳突骨质破坏等。

七、治疗

局部治疗与全身治疗相结合，也可以中医、西医结合治疗。

（一）中医治疗

1.辨证治疗

（1）风热邪毒犯耳。

1）局部症状：耳部灼热疼痛，张口、咀嚼或牵拉耳郭、压迫耳屏时疼痛加剧。

2）全身症状：伴恶风发热，头痛，周身不适。舌质红，苔白，脉浮数。

3）局部检查：外耳道局限性红肿，隆起如椒目，表面有黄白色分泌物；或为弥漫性红肿，表面有黄白色分泌物。

4）治法：疏风清热，解毒消肿。

5）代表方：五味消毒饮。

6）基本处方：金银花 10 g，野菊花 15 g，蒲公英 15 g，紫背天葵 15 g，紫花地丁 15 g。

7）加减：若疖肿成脓或疮脓较多，应加强排脓之品，加皂角刺 12 g、露蜂房 10 g。

（2）肝胆湿热熏耳。

1）局部症状：耳部疼痛较剧，痛引腮脑，耳前或耳后臖核肿大疼痛。

2）全身症状：可有发热，口苦咽干，小便短黄，大便秘结。舌红，苔黄腻，脉弦数。

3）局部检查：外耳道见局限性红肿，高突如半球状，顶部可见黄色脓点，周围肌肤红赤，或溢少许稠厚脓血；或为耳道皮肤漫肿红赤，或为弥漫性红肿，有黄黏渗液。

4）治法：清泻肝胆，解毒消肿。

5)代表方:银花解毒汤。

6)基本处方:金银花 15 g,紫花地丁 15 g,连翘 10 g,黄连 10 g,夏枯草 15 g,丹皮 15 g,水牛角 15 g,赤芍 12 g。

7)加减:肝胆湿热较盛者可用龙胆泻肝汤;脓成未破加皂角刺 12 g,穿山甲 15 g(先煎)以解毒排脓,促其脓出,邪热得以外泄。

2.中成药

牛黄解毒片:用于风热邪毒侵袭型。龙胆泻肝颗粒、十味龙胆花颗粒:用于肝胆湿热型。

3.其他中医治疗

外耳道清洗:选用虎杖、金银花煎水清洗患耳,每天 1～2 次;黄连滴耳液滴患耳,每天 3 次。

(二)西医治疗

1.全身治疗

可根据细菌培养的药敏试验结果选用抗生素,或未做药敏试验前,首选青霉素或大环内酯类抗生素。

(1)青霉素 80 万单位肌内注射,每天 2 次。

(2)红霉素 250 mg 口服,每天 3～4 次。

2.局部治疗

(1)在 3%过氧化氢溶液清洗外耳道后,用浸有抗生素及激素的小纱条,松松地塞入外耳道内进行湿敷,并每隔 2～3 小时滴该药液 1 次,以保持纱条湿润,每天更换纱条 1 次。

(2)局部可用 5%鱼石脂软膏、红霉素软膏涂布。

(3)若已成脓,可切开排脓。应注意切熟不切生、切软不切硬、切直不切横的外耳道疖切排原则。

3.病因治疗

积极治疗化脓性中耳炎。积极治疗各种相关的全身性疾病。

第五节 外耳道真菌病

外耳道真菌病是外耳道真菌感染性疾病。真菌易在温暖潮湿的环境生长繁殖。我国南方气候湿热的省份多见。患者以中青年居多。中医称"耳痒"或"外耳道霉痒症"。

一、中医病因病机

外耳道真菌的发病原因主要有外因和内因。外因多为风火痰湿结聚耳窍；内因多为肝肾不足，湿毒上攻耳窍。

二、病因和发病机制

致病菌为真菌，以曲霉、青霉及白色念珠菌、芽生菌、毛霉、放线菌、卵生菌等较为常见。当外耳道进水或积存分泌物、长期滥用抗生素液滴耳等情况下较易受真菌感染。发生感染的病因常为：①正常人外耳道处于略偏酸性的环境，外耳道不适当用药，使外耳道 pH 发生改变，有利于真菌的滋生。②耳道皮肤局部损伤，如挖耳、异物损伤，可引起真菌感染。③耳炎脓性分泌物、污水液浸渍、外耳道分泌物堆积和刺激等，真菌直接感染或滋生而发病。④全身慢性疾病，使全身或局部抵抗力下降，是引起本病的诱因，身体衰弱者尤易患病和复发。或长期大量应用、滥用抗生素，都有利于真菌滋生。

三、病理

外耳道真菌感染的病理变化是真菌感染皮肤，致皮肤浅层组织细胞浸润、血管充血、表皮结痂、脱落。感染不同的真菌，引起的局部组织病理改变也不同。如曲霉感染一般不侵犯骨质，无组织破坏。白色念珠菌感染早期以渗出为主，晚期为肉芽肿性炎症。芽生菌、放线菌引起化脓和肉芽肿性改变。毛霉侵入血管可引起血栓、组织梗死、白细胞浸润。

四、临床表现

(一)症状

(1)早期轻者可无症状或有轻微痒感，进一步发展，有耳内发痒及闷胀感，有时奇痒，以夜间为甚。

(2)合并感染时可引起外耳道肿胀、疼痛和流脓。

(3)耳道阻塞，鼓膜受侵犯时，可有听力下降，耳鸣，甚至眩晕。

(二)体征

外耳道有状如薄膜或呈筒状痂皮，除去后见患处略充血潮湿，或见外耳道糜烂、表皮覆盖白色或奶油样沉积物，或有丘疹、脓疱、脓液。鼓膜覆盖有黄黑色或

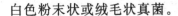

白色粉末状或绒毛状真菌。

（三）常见并发症

严重的真菌感染可引起坏死性外耳道炎，如以化脓和肉芽肿为主的，可能会发生面瘫。

五、实验室和其他辅助检查

取外耳道分泌物做细菌培养可发现病菌。皮痂涂片时，加1～2滴10%氢氧化钠（钾）液，在显微镜下可见菌丝和孢子。

六、诊断与鉴别诊断

（一）诊断

根据病史、临床表现及各项检查结果，不难做出诊断。

（二）鉴别诊断

1.外耳湿疹

主要是耳郭、外耳道及其周围皮肤呈红斑或粟粒状小丘疹，破溃后流黄水，表面糜烂、结痂、脱屑。而外耳真菌表现为耳道奇痒，外耳道覆盖有黄黑色或白色粉末状或绒毛状真菌。

2.外耳道炎

主要表现为耳痛、灼热感，检查见外耳道弥漫性红肿，少量黏性分泌物停留，但无黄黑色或白色粉末或绒毛状物停留。

七、治疗

（一）中医治疗

1.风火痰湿袭耳

（1）局部症状：一侧或双侧耳奇痒或痒痛，伴耳胀闷不适或低音调耳鸣。

（2）全身症状：可有头痛发热，睡眠差。舌红，苔白或腻，脉弦。

（3）局部检查：检查见外耳道有灰褐色痂皮附着或堵塞，上有黄白色霉点，去除痂皮后见外耳道皮肤潮红、肿胀、渗液。

（4）治法：祛风解毒，清热化痰。

（5）代表方：玄参贝母汤。

（6）基本处方：防风12 g，白芷6 g，蔓荆子10 g，天麻10 g，川贝母10 g，茯苓15 g，法半夏12 g，天花粉15 g，玄参12 g，甘草6 g。

（7）加减：湿邪偏重可加地肤子 10 g、苦参 12 g 以祛湿止痒。

2.肝肾不足，耳窍失濡

（1）局部症状：耳内奇痒难忍，耳胀闷或耳内蝉鸣。

（2）全身症状：神疲，腰酸痛，睡眠差。舌淡红，苔薄，脉弦细。

（3）局部检查：外耳道有灰褐色或黄白色霉点，去除后见外耳道皮肤潮红、脱屑、粗糙。

（4）治法：滋补肝肾，祛风解毒。

（5）代表方：一贯煎。

（6）基本处方：沙参 12 g，生地黄 15 g，麦冬 10 g，枸杞子 15 g，当归 10 g，川楝子 12 g。

（7）加减：若湿热偏重，可加土茯苓 15 g 以加强清热利湿。若偏风重可加蔓荆子 12 g、白藓皮 12 g 以加强祛风止痒。

（二）西医治疗

尽量保持外耳道干燥。局部用药为主，一般不需要全身应用抗真菌药。

1.局部治疗

外耳道清洁：用 3% 过氧化氢溶液清除外耳道内的污物后，保持皮肤干燥。外耳道涂药：用 1% 益康唑霜、克霉唑霜、咪康唑霜等做外耳道涂搽。

2.全身治疗

病情严重者，静脉滴用抗真菌药物治疗。

3.病因治疗

积极治疗外耳道炎症及化脓性中耳炎，正确使用抗生素和激素。

第六节　耵聍栓塞

外耳道软骨部皮肤具有耵聍腺，分泌淡黄色黏稠液体，称耵聍。若外耳道耵聍积聚过多，形成团块，阻塞外耳道，称耵聍栓塞。

本病属于中医学"耵耳"范畴，亦称"耵聍栓塞"。

一、中医病因病机

耳中津液结聚，形成耵聍。风热邪毒外侵，与耵聍搏结成核，堵塞耳窍，清窍被堵,压迫耳道肌肤,妨碍血脉流通,邪毒乘隙入侵,湿热郁蒸耳窍,以致耳窍不通而为病。亦有因耳道狭窄,或有肿物等影响耵聍排出,阻塞耳道。正常时,耵聍随下颌关节运动,向外排除脱落。

二、病因

耵聍栓塞的主要病因是耵聍分泌过多或排出受阻。如果外耳道狭窄、异物存留、下颌运动无力等,可致耵聍排出受阻;耵聍分泌过多,多由外耳道炎症、尘土等刺激外耳道。

三、临床表现

(一)症状

可出现听力减退、耳鸣、耳痛,甚至眩晕。也可因刺激外耳道迷走神经耳支引起反射性咳嗽。遇水后耵聍膨胀。完全阻塞外耳道,可使听力减退。还可刺激外耳道引起外耳道炎。

(二)体征

体征可见棕黑色或黄褐色块状物堵塞外耳道内。耵聍团块质地不等,有松软如泥,有坚硬如石。

四、诊断与鉴别诊断

局部检查发现耵聍堵塞是本病的主要诊断依据。

五、治疗

耵核如不完全阻塞耳道者,无明显症状。若耵核较大或当耵核遇水膨胀而致完全阻塞耳道者,则有耳窍阻塞感,听力减退。若压迫耳膜,可引起耳鸣、眩晕等症状。耵聍压迫损伤耳道肌肤,可引起耳道肿胀、疼痛、糜烂。检查耳道,可见黑褐色耵核,堵塞耳道,有的质软如蜡,也有坚硬如石者。

(一)外治

外治主要为将耵聍取出。耵聍取出后,则诸症亦随之而愈。

对可活动、未完全阻塞外耳道的耵聍可用膝状镊或耵聍钩取出耵聍团块。较软的耵聍可将其与外耳道壁分离后用膝状镊分次取出;较硬者用耵聍钩从外耳道后上壁将耵聍与外耳道壁分离出缝隙后,将耵聍钩扎入耵聍团块中间,慢慢钩出,尽量完整取出。

若耵核大而坚硬,难于取出者,先用无刺激性的香油或白酒或其他植物油、

3％皂角液、饱和碳酸氢钠溶液等,每天滴 4～6 次,滴入耳内,1～2 天后待其软化再行取出;或用冲洗法,将其冲出,或用吸引器吸出。冲洗方向必须斜对外耳道后上壁,若直对鼓膜,可引起损伤;若直对盯聍或异物,则可将其冲入外耳道深部,更不利于取出。

外耳道肿胀、疼痛、糜烂者,应先控制炎症,再取盯聍。

(二)内治

1.中医治疗

外耳道皮肤损伤,红肿、糜烂、疼痛,可内服栀子清肝汤,或龙胆泻肝汤,以清热消肿止痛。

2.西医治疗

症状严重者,应用足量抗生素或其他合成抗生素控制感染,一般可用青霉素类、头孢菌素类等药物。

第二章

中耳炎性疾病

第一节　急性化脓性中耳炎

急性化脓性中耳炎是细菌感染引起的中耳黏膜的急性化脓性炎症,病变主要位于鼓室,但中耳其他各部亦常受累。好发于幼儿及儿童。临床上以耳痛、耳流脓、鼓膜充血、穿孔为主要特点。本病属于中医学的"急性脓耳"范畴。

一、病因病机

中医认为本病多为风热湿邪外袭,也有因污水入耳,外邪之气内侵,湿蕴于中,郁而化热,湿热郁蒸耳窍,化生脓汁形成脓耳;或肝胆之火内蒸,邪热结聚于耳窍,蒸灼耳膜,搏于气血,血肉腐败,脓汁则生,而成脓耳。

现代医学认为本病主要的致病菌有肺炎链球菌、流感嗜血杆菌、乙型溶血性链球菌、葡萄球菌、铜绿假单胞菌等。有以下 3 种感染途径:①咽鼓管途径,急性上呼吸道感染、传染病或跳水、擤鼻不当等,引起咽鼓管黏膜充血、肿胀、纤毛运动障碍,致病菌循咽鼓管侵入中耳;另外婴幼儿基于其解剖生理特点,哺乳位置不当也可引起本病。②外耳道鼓膜途径,鼓膜外伤、不正规的鼓膜穿刺或鼓室置管,致病菌由外耳道直接侵入中耳。③血行感染途径,较少见。

二、病理

急性化脓性中耳炎早期,中耳黏膜充血,血浆、纤维蛋白、红细胞及多形白细胞渗出,鼓室黏膜增厚,纤毛脱落,杯状细胞增多。鼓室内有炎性渗出物聚集,并变为脓性,室内的压力随鼓室积脓的增多而增加,鼓膜受压而贫血,因血栓静脉炎,终致局部坏死溃破,出现穿孔,脓液外泄。若治疗得当,局部引流通畅,炎症可迅速消退,黏膜恢复正常,部分穿孔可自行修复。

三、临床表现与诊断

根据病史、临床症状及专科检查,结合纯音听阈测定等实验室检查,一般诊断不难。

(一)症状

1.全身症状

轻重不一,可有畏寒、发热、怠倦。小儿全身症状较重,常伴呕吐、腹泻等消化道症状。鼓膜一旦穿孔,体温逐渐下降,全身症状明显减轻。

2.局部症状

耳痛、听力减退及耳鸣、耳漏。患者耳深部痛,表现为搏动性跳痛或刺痛,疼痛可向同侧头部或牙齿放射,咳嗽时耳痛加重,严重者夜不成眠,烦躁不安,伴耳闷,听力渐降,可有耳鸣。耳痛剧者,耳聋可被忽略。鼓膜穿破流脓后,耳痛顿减,耳闷、耳聋减轻。若病变侵及内耳,则伴眩晕,鼓膜穿孔后耳内有液体流出,初为血水样,以后变为黏脓或纯脓。

(二)体征

1.鼓膜检查

早期鼓膜松弛部充血,锤骨柄及紧张部周边可见放射状扩张的血管。继之鼓膜弥漫性充血,肿胀,向外膨出,正常标志难以辨识,鼓膜穿孔前,在隆起最明显部位出现小黄点,然后从此处出现穿孔。开始穿孔一般甚小,不易看清,彻底清洁外耳道后方见穿孔处之鼓膜有闪烁搏动之亮点,或见脓液从该处涌出。坏死型者鼓膜迅速融溃,形成大穿孔。

2.耳部触诊

局部可有轻微压痛,鼓窦区较明显。

(三)实验室和其他辅助检查

1.听力检查

呈传导性聋。

2.血象

白细胞总数增多,多形核白细胞增加,穿孔后血象渐趋正常。

3.X线检查

乳突呈云雾状,但无骨质破坏。

4.分泌物培养

常见肺炎链球菌、乙型溶血性链球菌、葡萄球菌、铜绿假单胞菌等。

四、鉴别诊断

临床上需要与以下疾病鉴别。

(一)急性分泌性中耳炎

由于儿童的急性化脓性中耳炎与急性分泌性中耳炎病因及症状相似,又可以相互转化,故现代学者常统称急性中耳炎。成人急性分泌性中耳炎一般自觉耳内胀痛、堵塞感、耳鸣、听力下降、自声增强。耳科常规检查:鼓膜完整、早期充血、内陷,光锥消失,如鼓室渗液较多,鼓膜可外凸,常于鼓膜表面隐约可见液平,其中杂以圆形或椭圆形气泡。鼓膜活动性差。听力检查:呈传导性耳聋;声阻抗检查:B型或C型鼓室压力曲线,镫骨肌反射消失。

(二)急性外耳道炎

耳痛剧烈,多有挖耳史,外耳道红肿,牵拉耳郭痛,鼓膜完整,听力一般正常。本病常见并发症有急性乳突炎、内耳及颅内并发症。

五、治疗

原则为控制感染,通畅引流及病因治疗。中医及西药治疗效果都较好。一般可以中医辨证治疗,以祛邪为治则,疏风清热或清肝泻火、解毒排脓为治法,配合局部应用抗生素滴耳液。

(一)辨证论治

1.风热外袭

起病较急,耳内疼痛、听力下降,耳鸣,闭塞感,耳痛加剧,疼痛连及患侧头部,呈刺痛或跳痛,流出脓液后耳痛随之减轻。全身症状可有头痛,全身不适,恶寒发热。舌质红,苔薄黄,脉浮数。小儿患者的全身症状一般较成人重,多见高热,啼闹不安,甚则神昏,抽搐,项强等症状。局部检查见鼓膜充血,表面标志消失。鼓膜穿孔后流出脓液,若穿孔较小,可呈闪光搏动现象。治宜疏风清热、宣肺通窍。方选蔓荆子散加减。发热恶寒者,加荆芥、防风以祛风散寒,口苦咽干者,加黄芩、夏枯草以清热解毒。

2.肝胆火盛

本证起病较急,耳内剧痛如锥刺,疼痛牵连至头部,并见耳鸣,听力障碍,耳内胀闷感。常于剧痛之后,耳膜穿孔,流出脓液,流脓之后,耳痛及其他症状,也随之减缓。全身症状可见发热恶寒、面部潮红、口苦咽干,小便黄赤,大便秘结。舌质红,苔黄厚,脉弦数。局部检查初期见鼓膜红肿外突,血络显露,正常标志消

19

失。鼓膜穿孔后,有脓液流出,若穿孔处较小,多见闪光搏动,耳道积脓黄稠,量较多或带红色。治宜清肝泻火、解毒排脓。方选龙胆泻肝汤加减。

小儿脓耳,易因邪毒内陷或引动肝风,故要倍加注意,一般可在上述方剂内加入钩藤、蝉衣以平肝息风,若见烦躁、神昏、项强、呕吐等症,则宜清营凉血,解毒开窍。

(二)西医治疗

1.全身治疗

(1)抗生素治疗:早期应用足量抗生素控制感染,务求彻底治愈。一般可用青霉素类、头孢菌素类等药物,鼓膜穿孔有脓者可取脓液做细菌培养及药敏试验,可参考其结果改用适当的抗生素。

(2)注意休息,调节饮食,疏通大便。全身症状重者注意支持疗法。

2.局部治疗

用1%麻黄碱溶液滴鼻,其目的是使咽鼓管通畅,有利于鼓室引流;鼓膜穿孔前用2%酚甘油滴耳,可消炎止痛。鼓膜穿孔后应立即停药。因该药遇到脓液后释放苯酚,可腐蚀鼓室黏膜及鼓膜;鼓膜穿孔后可用3%过氧化氢清洗外耳道,并拭净外耳道的脓液,脓量多时可用吸引器吸出脓液。局部用药以抗生素水溶液为主,鼓膜穿孔或鼓膜切开后可用0.3%氧氟沙星滴耳液及0.25%氯霉素眼药水滴耳。脓液减少、炎症逐渐消退时,可用甘油或乙醇制剂滴耳,如3%硼酸甘油,3%硼酸乙醇等。感染完全控制、炎症完全消退后,穿孔多可自行愈合。流脓确已停止而鼓膜穿孔长期不愈者,可做鼓膜修补术。

3.病因治疗

积极治疗鼻部及咽部慢性疾病,如腺样体肥大、慢性鼻窦炎、慢性扁桃体炎等。

4.单纯乳突凿开术

对于重症急性化脓性中耳炎并发乳突化脓性炎症,乳突有积脓,应做单纯乳突凿开术。此术目的是通过切开鼓窦,清除鼓窦、鼓窦入口及乳突气房的病变组织,使中耳脓液得到充分引流。

(三)其他中医治疗

1.外治法

(1)滴耳:用具有清热解毒、消肿止痛、敛湿去脓作用的药液滴耳,如黄连滴耳液,或用新鲜虎耳草捣汁或入地金牛根磨醋滴耳,每天6次。滴药前应先清除耳道内脓液,并注意采用正确的滴耳方法。

(2)吹药:用具有清热解毒、敛湿去脓作用的药物吹耳,如烂耳散等,吹药前应先清洗耳道内脓液及积存药物,吹药时用喷粉器将药物轻轻吹入,形成薄薄的一层,不可喷入过多,更不可将药物倒入塞满外耳道,妨碍脓汁引流而引起不良效果。本法对穿孔小者不适用。

(3)涂敷:如脓液刺激,引起耳郭或耳后有红肿疼痛者,可用紫金锭磨水涂敷。或用如意金黄散调敷。

2.体针

以局部取穴为主,配合全身辨证远端取穴。可针刺听宫、听会、耳门、外关、曲池、合谷、阳陵泉、侠溪等穴,每次选 2~3 穴,用捻转泻法,不留针。

3.滴鼻法

鼻塞流涕者,用滴鼻灵滴鼻,也有助于脓耳的治疗。

六、预后与转归

预后一般良好,治疗不当者,可转化成慢性或分泌性中耳炎,或隐形乳突炎。

第二节　慢性化脓性中耳炎

慢性化脓性中耳炎是中耳黏膜、黏骨膜或深达骨质的慢性化脓性炎症。临床上以耳内长期持续或间歇性流脓、鼓膜穿孔及听力下降为特点,可引起严重的颅内、颅外并发症而危及生命。其发病率为 1.2%~1.84%,其中以儿童的发病率较高,占 3%。慢性化脓性中耳炎属于中医学“慢性脓耳”范畴。

一、病因病机

中医认为慢性化脓性中耳炎主要是由于脾胃虚弱,运化失健,水湿停留,泛溢耳窍,导致耳内脓水日久不干;或肾元亏虚,耳窍失健,湿热邪毒久稽于耳,日久腐蚀骨质;甚至邪毒内陷,成脓耳变证。现代医学认为本病多因急性化脓性中耳炎延误未治,或处理不当,以至迁延为慢性;鼻部及咽部疾病如慢性鼻窦炎、慢性扁桃体炎、增殖体增生等,为慢性化脓性中耳炎长期不愈的重要原因之一。慢性化脓性中耳炎的致病菌为各种化脓性细菌的混合感染;并常变换不定,而合并有厌氧菌的混合感染近年逐渐受到关注。

二、临床表现与诊断

根据耳内长期持续或间歇性流脓,鼓膜穿孔,以及不同程度的听力损失,慢性化脓性中耳炎的诊断不难。

现代医学根据慢性化脓性中耳炎病理和临床表现分为单纯型、骨疡型和胆脂瘤型3种。

(一)单纯型

单纯型最常见,病变较轻,预后较好。炎症仅在黏膜。病变主要在中鼓室。鼓膜穿孔表现在紧张部中央穿孔。炎症急性发作时,鼓室黏膜充血或呈粉红色,或水肿。听力损失与穿孔大小、部位及相关的听骨损害有关。多数治疗后可干耳。

(二)骨疡型

骨疡型又名坏死型或肉芽型。病变深达骨质,常破坏骨壁和听骨,最后形成死骨。局部可有肉芽组织或息肉增生。

(三)胆脂瘤型

若中耳内鳞状上皮过度增生与化生,则由于上皮细胞持续脱落与堆积,便形成胆脂瘤。从病理组织学来看,胆脂瘤是一种囊性结构:其囊的内壁为鳞状上皮,上皮外侧为一厚薄不一的纤维组织,与邻近的骨质或所在部位的组织密切相连;囊内充满脱落坏死的上皮、角化物质和胆固醇结晶,故称为胆脂瘤,实非真性肿瘤。胆脂瘤的体积因上皮不断脱落和堆积,将不断增大。由于胆脂瘤包囊内充满了脱落上皮屑及角化物质,容易反复感染,特别是厌氧菌的感染。如囊壁的上皮组织因感染而发生破溃,其下方的骨质出现坏死,上述两种因素共同作用造成邻近组织的破坏和感染,故可导致各种严重的并发症而危及生命。

3型慢性化脓性中耳炎的预后及处理原则不同,故须对病变的类型做明确的诊断,详见表2-1。

表2-1 3型慢性化脓性中耳炎的鉴别

	单纯型	骨疡型	胆脂瘤型
分泌物	黏液性或黏液脓性,不臭	黏液脓性,量少,有活动性骨质破坏者,脓多而臭	脓稠,量少,可含有豆腐渣样物,有特殊腥臭
鼓膜	中央型穿孔,前下方者多见	边缘性或大穿孔,锤骨柄破坏,鼓室内肉芽或息肉填充外耳道	松弛部穿孔或后上缘穿孔

续表

	单纯型	骨疡型	胆脂瘤型
耳聋	传导性耳聋,较轻	早期传导性耳聋,晚期为混合性耳聋	可为混合性耳聋,听力损失或轻或重
X线片或颞骨CT	乳突气房减少,密度增加	鼓室鼓窦和乳突内有软组织影	骨质破坏,边缘浓密,整齐
并发症	一般无	可有	常有
治疗原则	药物治疗或鼓室成形术	药物治疗或手术治疗	手术治疗

慢性化脓性中耳炎需要与下列疾病鉴别:①慢性肉芽型鼓膜炎,鼓膜紧张部有肉芽,呈细颗粒状,侵犯部分鼓膜或整个鼓膜紧张部,但鼓膜无穿孔。②结核性中耳炎,脓液稀薄,听力损害明显,早期出现面瘫。脓液培养或涂片可找到结核杆菌。肉芽组织活检可显示典型的结核病变。常伴有肺部或其他部位的结核病灶。③中耳癌好发于中年以上患者。长期流脓病史,近期耳内出血。可见外耳道肉芽,分泌物污秽,触之易出血。颞骨CT扫描及病理学检查可确诊。

慢性化脓性中耳炎常见并发症分颅内并发症与颅外并发症两大类。主要有耳后骨膜下脓肿、迷路炎、面神经麻痹、硬脑膜外脓肿、乙状窦血栓性静脉炎、脑膜炎、脑脓肿等。

三、治疗

慢性化脓性中耳炎单纯型以中医治疗为主,可配合局部使用抗生素或激素类滴耳液。骨疡型引流通畅者可先予保守治疗,定期复查,如引流不畅及用药治疗无效,应手术治疗;胆脂瘤型应及早进行手术治疗。

(一)辨证论治

1.脾虚湿困,上泛耳窍

耳内流脓,呈间歇性或持续性,脓液黏白或水样清稀,量多少不一,无臭味。全身症状可见面色无华,头晕头重,倦怠乏力,腹胀,纳差,便溏,唇舌淡白,苔白湿润,脉缓细弱。局部检查见鼓膜紧张部中央性穿孔,鼓室黏膜肿胀色淡,听力轻度减退。治宜健脾渗湿,补托排脓。方选托里消毒散加减。中成药用参苓白术散。

2.肾元亏损,邪毒停聚

耳内流脓量少,污秽而臭,日久不愈,听力减退明显。全身症状可见头昏神疲,腰膝酸软,遗精早泄,脉细弱。局部检查见鼓膜紧张部后上方或松弛部边缘性穿孔,脓稠粘成块状,如豆腐渣样腐物,或见有暗红色肉芽长出。治宜补肾培元,去湿化浊。方选知柏地黄汤加减。若偏肾阳虚者,用附桂八味汤加减。若湿热久困,腐蚀骨质,脓液污浊有臭味者,可加乳香、没药、泽兰、穿山甲以活血祛腐。

(二)西医治疗

原则为通畅引流,控制感染,清除病变组织,提高听力,病因治疗。根据不同类型采用不同的治疗方法。

1.单纯型

局部用药为主。选用抗生素水溶液或抗生素与糖皮质激素混合液:如0.3%氧氟沙星(泰利必妥)滴耳液,0.25%氯霉素液。适用于鼓室黏膜充血、水肿,分泌物呈脓性或黏液脓性。乙醇或甘油制剂:3%硼酸乙醇,3%硼酸甘油等,适用于炎症逐渐消退,中耳潮湿者,粉剂宜少用,仅用于穿孔大,分泌物很少者,以助于耳。应选择颗粒细,可溶解者,一次用量不宜过多,喷薄薄一层即可,以免药粉入耳后与中耳分泌物胶合成团,阻碍引流,甚至引发危重并发症。常用粉剂:硼酸粉,磺胺噻唑与氯霉素粉(等量混合)等。局部用药时应注意忌用有耳毒性的抗生素滴耳液,忌用腐蚀剂。选用抗生素滴耳液时宜参照中耳脓液的细菌培养及药敏试验的结果。静止期可行鼓膜修补术或鼓室成形术。急性发作时可全身应用抗生素。

2.骨疡型

引流通畅者,可先予局部用药,但应注意定期复查。引流不畅及局部用药无效者应手术治疗。

3.胆脂瘤型

一旦确诊,及时手术。手术治疗的目的:彻底清除病变组织,重建传音结构,防止并发症。

四、预防与调整

经常清洁外耳道的脓液,以免脓液刺激引起外耳道炎或外耳湿疹;正确使用滴耳及吹耳药物;饮食上注意少食蛋类、豆类及其他引发邪毒的食物;鼓膜穿孔未愈者,忌游泳,洗澡时防止污水流入耳内;注意宣传正确的哺乳姿势;彻底治疗急性化脓性中耳炎,降低慢性化脓性中耳炎的发病率;积极治疗上呼吸道的慢性疾病。密切观察病情,特别注意流脓、发热、头痛、神志改变等症状的变化,预防或及时发现脓耳变症。

五、预后与转归

慢性化脓性中耳炎单纯型一般预后良好,较少数单纯型可转为骨疡型及胆脂瘤型,部分骨疡型及胆脂瘤型失治误治可引起颅内外并发症。

第三节　粘连性中耳炎

粘连性中耳炎是各种急、慢性中耳炎愈合不良引起的后遗症。其主要特征为中耳乳突内纤维组织增生或瘢痕形成,中耳传声结构的功能遭到破坏,导致传导性听力损失。本病多从儿童期开始起病,两耳同时受累者居多。可与分泌性中耳炎、慢性化脓性中耳炎、鼓室硬化等并存。

本病名称繁多,如慢性粘连性中耳炎、中耳粘连、纤维性中耳炎、增生性中耳炎、愈合性中耳炎、萎缩性中耳炎等。由于对本病缺乏统一的认识和诊断标准,有关发病率的报告也相差悬殊。国外报告,由本病引起的耳聋占耳聋的1.42%～30%。随着耳硬化症诊断率的提高,本病在耳聋中所占比率亦有下降,估计不超过0.5%。此外,由于急性坏死型中耳炎发病率的降低,其后遗的粘连性中耳炎亦相应减少。

一、病因

(一)分泌性中耳炎

粘连性中耳炎病例过去大多患过分泌性中耳炎。在分泌性中耳炎,当中耳液体长期得不到引流,局部溶纤活性不足,鼓室及乳突气房内积存过久的液体可发生机化,或中耳内肉芽生成;中耳黏膜破坏后、纤维组织增生,形成粘连,其中胶耳更有形成粘连的倾向。有学者在为分泌性中耳炎患者做鼓膜切开术时发现,锤骨与鼓岬间已形成了粘连带,而其病史仅6周。

(二)化脓性中耳炎

无论急性或慢性化脓性中耳炎,若愈合不良,均可引起本病。据统计,约半数粘连性中耳炎病例曾有过耳痛和/或耳流脓的化脓性中耳炎病史。一般情况下，急性化脓性中耳炎如获及时而恰当的治疗，局部引流通畅，随着炎症的消退，中耳黏膜可以恢复正常。但若炎性未得到治疗或因抗生素疗程过短，或机体抵抗力过低，或咽鼓管功能不良等因素，炎症未能彻底控制，特别是反复发作的急性化脓性中耳炎，黏膜破坏后不能完全修复，在破损的黏膜面则形成新的纤维组织。炎性渗出物中的纤维素沉积，可以加速粘连的形成过程。中耳的慢性化脓性感染过程中增生的肉芽组织更容易发生纤维化。

（三）咽鼓管功能不良，中耳膨胀不全

因中耳炎后遗病损和咽鼓管功能障碍引起的中耳膨胀不全可为弥漫性或局限性。若为弥漫性，则整个中耳腔缩窄；若为局限性，这种缩窄可发生于一个或数个解剖部位，如鼓膜的松弛部和/或紧张部的某一个或数个象限。中耳膨胀不全可轻可重，重者发展为中耳粘连，也是中耳胆脂瘤产生的因素之一。Sadé 等将中耳膨胀不全分为如下 4 期：①鼓膜内陷，但未与砧骨接触。②鼓膜内陷，已与砧骨接触。③内陷的鼓膜贴附于鼓岬上，但未粘连。④鼓膜与鼓岬粘连。

二、病理

本病的病理学特征为中耳乳突内黏膜破坏，有纤维组织及瘢痕增生；部分黏膜肥厚；有些含气空腔内充满致密的纤维组织条索；在鼓膜和听骨链之间、鼓膜和鼓室各壁之间或听骨链和鼓室壁之间有粘连带形成，鼓膜和听骨链的活动受到限制；重者，听骨链被纤维瘢痕组织包埋而固定，中耳腔被纤维组织充填，两窗可被封闭，中耳膨胀不全，鼓膜极度内陷。此外，在增生的纤维组织和肥厚的黏膜之间可以出现小的囊肿。这种囊肿的囊壁由无分泌性的扁平上皮细胞或立方上皮细胞所覆盖，囊液可为黏稠的嗜酸性液体，内含脱落上皮细胞和胆固醇结晶，称纤维囊性硬化。虽然本病有时亦可发生透明变性及钙质沉着，但是和鼓室硬化相反，此种病理变化不属主要病变。

三、症状

（1）听力下降为本病的主要症状，一般为传导性聋。若因原发的中耳炎侵犯耳蜗，耳聋则为混合性。病变早期，听力可呈进行性下降，待形成永久性粘连后，耳聋稳定不变。

（2）耳闭塞感或闷胀感常常是困扰患者的主要症状。

（3）耳鸣一般不重。

此外尚可有头晕，头痛，记忆力减退，精神抑郁等。

四、检查

(一)鼓膜象

鼓膜明显内陷,严重者可见鼓膜紧张部几乎全部与鼓室内壁粘连或部分与内壁粘连,如为后者,则鼓膜紧张部变得凹凸不平。此外,鼓膜可混浊、增厚,出现萎缩性瘢痕或钙化斑,松弛部常有内陷袋。用 Siegle 耳镜检查,示鼓膜活动度减弱或完全消失。有些鼓膜遗留陈旧性穿孔,穿孔边缘可与鼓室内壁粘连。

(二)听力检测

(1)音叉试验:大多示传导性聋。

(2)纯音听力图:气导听力曲线多为轻度上升型或平坦型,气导听力损失程度不一,一般不超过50 dB。骨导听阈基本正常,也可出现 Carhart 切迹,示听骨链固定。两窗因粘连而封闭或内耳受侵时,呈混合性聋。

(3)声导抗图为 B 型(平坦型)曲线,少数可出现 C 型或 As 型;声反射消失。

(三)咽鼓管功能测试

结果大多提示管腔有不同程度的狭窄,甚至完全阻塞;少数患者的通气功能尚佳。

(四)颞骨 CT 扫描

鼓室内可见网织状或细条索状阴影;听骨链可被软组织影包绕;乳突气化大多不良。

五、诊断

根据症状与检查,结合中耳炎病史,诊断多无困难。少数病例须行鼓室探查术方能明确诊断。本病应注意和耳硬化症相鉴别(表 2-2)。

表 2-2　粘连性中耳炎与耳硬化症鉴别要点

		粘连性中耳炎	耳硬化症
耳聋	性质	传导性聋	传导性聋
	开始时间	多从儿童期开始	15 岁以前出现者少见
	家族史	无	常有
	中耳炎病史	常有	无
	韦氏误听	罕见	常见
	鼓膜	内陷、增厚、混浊,活动度减弱或消失	正常,可有 Schwartz 征
	鼓室导抗图	B 型(平坦型)	As 型(低峰型)

续表

	粘连性中耳炎	耳硬化症
盖莱试验	多为阳性	多为阴性
颞骨 CT 扫描	鼓室内有网织状或条索状软组织影，乳突气化不良	鼓室正常,乳突气化良好,内耳轮廓模糊,边缘增厚

六、治疗

(一)保守治疗

在粘连早期(活动期),病变属可逆性时,可试行保守治疗,以减少粘连,尽可能恢复中耳传音结构的功能。

1.鼓室注药法

经鼓膜穿刺,向鼓室内注入如1‰糜蛋白酶0.5～1 mL,或胰蛋白酶5 mg,或地塞米松5 mg,以抑制炎症,消除水肿,分解纤维蛋白,溶解黏稠的分泌物。药液可每1～2天注射1次,7次为1个疗程。

2.置管法

对于由分泌性中耳炎引起的早期粘连,可做鼓膜切开术充分吸出中耳分泌物之后,通过鼓膜切口留置通气管,利于引流和中耳通气。

3.鼓膜按摩术

用中指在外耳道口轻轻按捺,随捺随放,捺之数次。或将一段橡皮管套在鼓气耳镜的耳镜小口端上,然后一手将鼓气耳镜置入外耳道并固定,使之形成一密闭空腔,以另一手轻轻捏放橡皮球按摩鼓膜。注意:耳部急性炎症时不宜行此治疗;用鼓气耳镜按摩者用力不宜过大,以免损坏鼓膜。

4.改善咽鼓管功能

可行导管法咽鼓管吹张术。用泼尼松龙1 mL经导管吹入咽鼓管咽口及其附近,早期常可取得较好的效果。对影响咽鼓管功能的疾病进行矫治,如腺样体切除术、鼻中隔矫正术及下鼻甲部分切除术等。

(二)手术疗法

国内外对粘连性中耳炎的手术治疗方法虽做了许多探索,但远期疗效尚不理想。手术目的是分离并切除粘连组织,清除分泌物,恢复中耳传音结构的功能,防止再度粘连,重建一个含气的中耳腔。如果鼓室黏膜已全遭破坏,整个鼓室内皆为坚实的纤维组织或瘢痕组织,或虽经处理,咽鼓管功能仍不能恢复者,手术效果不佳。

1.手术方法

(1)手术准备、体位、消毒等同鼓室成形术。

(2)麻醉：一般用局部麻醉。

(3)切口：外耳道内切口或Shambaugh耳内切口。

(4)手术步骤：上述切口完成后，分离外耳道皮瓣，直至鼓环处。将后半部鼓膜的纤维鼓环轻轻从鼓沟中挑出，连同皮瓣和后半部鼓膜一起，将其向外耳道前下方翻转，暴露鼓室，开放上鼓室。探查鼓室及听骨链。用微型剥离子对粘连组织逐步进行分离，切除。剪断锤骨头，扩大鼓室峡，开放中、上鼓室之间的通道。注意切除鼓膜与鼓室各壁之间、听骨链与鼓膜、听骨之间的粘连带，并尽可能避免撕裂鼓膜。对已萎缩变薄或明显松弛的鼓膜应加以切除，待以后修补。有学者认为，用软骨、软骨膜作为鼓膜修补的移植材料有利于防止再粘连。彻底吸除鼓室内的黏稠液体。两窗处的粘连组织尽可能用尖针轻轻剔除之。

术中应特别注意探查咽鼓管，清除鼓口的病变组织，咽鼓管明显狭窄时，可向咽鼓管内插入扩张管以扩张之，待次期手术时抽出。

最后，在鼓室内壁和鼓膜间放置隔离物(如硅橡胶薄膜片、明胶片、软骨片和Teflon等)以防再度粘连。6～12个月后或数年后取出。根据目前的观察，术后仍可形成再粘连。即使目前使用最多的硅橡胶薄膜片在术后亦可形成再粘连。因此，术后近期虽然患者听力可获提高，但不少患者远期疗效并不理想。注意，术后1周须开始定期做咽鼓管吹张术。

当咽鼓管闭塞和/或鼓室内壁上皮化时，手术可分期进行：第一期做咽鼓管成形术，分离并清除鼓室内壁之鳞状上皮，分离粘连，植入隔离物，6～12个月以后做次期手术。次期手术中取出隔离物，并重建听骨链，修补鼓膜。

2.并发症

(1)再度粘连，听力无提高或下降。由于目前作为防止粘连和纤维组织增生的隔离物的某些材料还不理想，如硅橡胶、Teflon、吸收性明胶海绵等，它们不能达到能在原位长期固定，从而使黏膜有充分的时间修复，中耳不再出现纤维化并获得正常通气功能的目的。例如，硅橡胶和Teflon置入中耳后，不仅不能被吸收，有些还可能被纤维组织包裹，导致中耳通气不良或从中耳脱出；吸收性明胶海绵可激发炎性反应而导致再粘连等。

(2)鼓膜穿孔。

(3)中耳感染，再度流脓。

（4）感音神经性聋。

（5）眩晕。

（6）面瘫。

（7）胆脂瘤形成。

（三）佩戴助听器

老年患者、双耳同时受累者、手术失败者、不宜手术者等可佩戴助听器。

七、预防

由于本病目前尚缺乏有效的治疗方法，故预防更为重要。

（1）对急性化脓性中耳炎宜早期应用足量、适当的抗生素治疗，务求彻底治愈。

（2）对儿童进行定期的听力学监测，以便及早发现分泌性中耳炎并进行适当治疗。

（3）积极治疗各种影响咽鼓管功能的疾病。

（4）加强卫生宣教，积极治疗各种化脓性及非化脓性中耳炎。

第四节　分泌性中耳炎

分泌性中耳炎是以中耳积液及听力下降为主要特征的中耳非化脓性炎症性疾病。国内外文献对此病的命名还有渗出性中耳炎、卡他性中耳炎、非化脓性中耳炎、浆液性中耳炎、中耳积水以及胶耳等。此病多发生于儿童，根据不同学者报道，其发病率在 14％～62％，发病年龄多在 10 岁以前。3～10 岁儿童中20％～50％有过中耳积液史。本病如果治疗不当或予以忽视，可导致严重听力损害，影响儿童的语言和智力发育。本病属于中医学的"耳胀""耳闭""气闭耳聋"等的范畴。

一、病因病机

中医认为本病由于风热或风寒侵袭，肺失宣肃，以致耳窍经气不宣，而出现耳胀之症；或素有肝胆湿热之人，复感湿热之邪，湿热交蒸，循经上扰，停聚耳窍；或脾胃虚弱，运化失职，水湿内停，聚湿成痰，痰浊困结耳窍；或耳胀失治，反复发作,以致邪毒滞留,气血瘀滞,脉络受阻,耳窍为之闭塞不通;或脾肾虚损,精气不足,不能上注,耳窍失养,以致闭塞失用,均可引起耳闭之症。

现代医学认为分泌性中耳炎病因尚未完全明了。主要与以下因素有关:①咽鼓管功能障碍,包括各种原因如上呼吸道感染,增殖体肥大,慢性鼻窦炎分泌物、鼻息肉、鼻咽肿瘤等导致咽鼓管阻塞或由于咽鼓管表面活性物质减少,提高了管内的表面张力,影响管腔的正常开放;急性中耳炎细菌外毒素或咽鼓管管腔内的分泌物影响咽鼓管纤毛的输送功能导致咽鼓管的清洁和防御功能障碍。②感染,目前认为是中耳的一种轻型的或低毒性的细菌感染。③免疫反应,慢性分泌性中耳炎可能是一种由抗感染免疫介导的病理过程。④气压伤,高空飞行、潜水等引起的气压损伤。

二、病理

咽鼓管阻塞、通气功能障碍,中耳气体中的氧被黏膜吸收而致中耳腔形成负压,促使中耳黏膜血管扩张,通透性增加,浆液渗出而产生中耳积液,伴上皮下组织水肿,黏膜增厚,病变进一步发展则黏膜内腺体组织化生,黏液分泌增多。恢复期,腺体逐渐退化,分泌物减少,黏膜可逐渐恢复。

三、临床表现与诊断

根据病史、临床症状及对鼓膜的仔细观察,结合纯音测试、声阻抗检查结果,一般诊断不难。如鼓膜穿刺抽出积液,即可确诊。

(一)症状

1.耳聋

急性分泌性中耳炎患者在起病之前多患有上呼吸道感染病史,以后听力逐渐下降,常伴有自听增强。如仅有部分鼓室积液,低头或躺下时听力有改善。慢性分泌性中耳炎起病隐袭,听力逐渐下降而患者说不出发病的时间。小儿多无听力下降的主诉,婴幼儿可表现为语言发育迟缓,儿童则常表现为对父母的呼唤不理睬,看电视时要求过大的音量等。如果单耳患病,则长期听力下降而不易被发现。

2.耳痛

急性分泌性中耳炎起病时常有耳痛或耳胀痛,也常常是儿童患者早期唯一主诉。慢性患者多无耳痛或有轻微耳内隐痛。

3.耳胀闷感

耳内胀闷感、堵塞感是成人常见症状,常用手按压耳门可获暂时的缓解。

4.耳鸣

耳鸣多为低音调、间歇性。头部运动时,中耳积液流动也可感觉耳内有水流声。

(二)体征

鼓膜完整,早期鼓膜充血、失去正常光泽,紧张部或整个鼓膜内陷,光锥消失或变形,锤骨柄向后、上方移位,锤骨短突凸出。鼓室积液时,鼓膜失去正常光泽,呈琥珀色或黄色,常可看到液平面或水泡,液平面中部稍凹,形如发丝,与地面平行,且随头位而变动。慢性期鼓膜呈内陷位,增厚,失去光泽,颜色暗淡,表面显现乳白色斑块,活动性差。

(三)实验室和其他检查

1.听力检查

音叉试验及纯音听力测试一般为传导性耳聋,晚期可为混合性耳聋。

2.声阻抗检查

鼓室图对本病的诊断具有重要价值。特别是在无法检查听力的儿童中有较大的诊断价值。表现为平坦型(B型)或负压型(C型)。平坦型(B型)为分泌性中耳炎的典型曲线。镫骨肌反射均消失。

3.诊断性鼓膜穿刺术

对于不典型病例,可行鼓膜穿刺以明确诊断。

4.鼻咽部检查

成人应做详细的鼻咽部检查,了解鼻咽部病变,特别注意排除鼻咽癌。

(四)鉴别诊断

1.鼻咽肿瘤

分泌性中耳炎常为鼻咽癌的唯一临床表现或早期症状。因此对分泌性中耳炎的成年患者,特别是一侧分泌性中耳炎,应注意鼻咽部有无肿瘤。

2.突发性耳聋

纯音听阈测定为神经性耳聋,重振试验阳性。声阻抗检查鼓室图为正常型(A型)。此外需注意与脑脊液耳漏,颞骨骨折,胆固醇肉芽肿,外淋巴瘘等疾病相鉴别。分泌性中耳炎晚期并发症有粘连性中耳炎、胆固醇肉芽肿、鼓室硬化等。

四、治疗

分泌性中耳炎的治疗,以中医治疗为主,如积液明显,或耳胀闷感较重,可配合鼓膜穿刺抽液,或抽液后注入类固醇激素等药物。积液顽固者,可配合鼓膜置管术并积极治疗病因。

(一)辨证论治

1.风邪侵袭、经气痞塞

耳内作胀,不适或耳内胀痛,耳鸣如闻风声,耳内有回声感,听力下降。全身症状可伴有风热或风寒感冒的症状。舌淡红,苔薄白或薄黄,脉浮。局部检查见外耳道干净,耳膜微红,或轻度内陷,鼻窍肌膜红肿。治宜疏风宣肺,散邪通窍。方选银翘散加减。偏于风寒者,荆防败毒散加减。

2.肝胆湿热、上犯耳窍

耳内胀闷堵塞,耳鸣如机器声,听力减退。全身症状可伴口苦咽干、鼻塞、涕黄稠、大便秘结、小便黄。舌红,苔黄腻,脉滑数。局部检查见耳膜红或外凸,或见耳膜后有一水平暗影,随头位改变而移动。治宜清肝胆湿热,行气通窍。方选龙胆泻肝汤合通气散加减。鼻塞、流涕黄稠者,加辛夷、白芷以通鼻窍。中成药用龙胆泻肝丸。

3.脾胃虚弱、痰浊困结

耳内胀闷堵塞,耳鸣鸣声低沉,听力减退。全身症状伴倦怠乏力,纳少,食后腹胀,面色萎黄,唇色淡,大便时溏。舌淡齿印,苔白腻或滑润,脉细弱。局部检查见耳膜微黄或油黄色,或见耳膜后有一水平暗影,随头位改变而移动。治宜健脾益气,燥湿化痰。方选陈夏六君汤加味。如积液黏稠,加胆南星,枳实加强涤痰行气之力。中成药用参苓白术散。

4.邪毒滞留、气滞血瘀

耳内胀闷堵塞感,日久不愈,甚者如物阻隔,听力减退,逐渐下降。耳鸣如蝉或嘈杂声。全身症状一般不明显,可兼有脾虚、肾虚的症状。局部检查见耳膜凹陷明显,甚至粘连,或耳膜增厚,有灰白色沉积斑。耳膜活动度较差。治宜行气活血通窍。方选通气散合通窍活血汤加减。兼肺脾气虚,加党参、黄芪健脾益气,或用益气聪明汤或补中益气汤。兼肾阳虚,配附桂八昧汤温补肾阳;兼肾阴虚者,加服六味地黄汤滋补肾阴。

(二)西医治疗

原则是清除中耳积液,改善中耳通气引流,积极治疗病因及预防感染。

1.药物治疗

急性分泌性中耳炎可选用青霉素类、红霉素、头孢拉定等抗生素以控制感染,顽固病例可短期应用糖皮质激素,如泼尼松或地塞米松等。

2.解除咽鼓管功能障碍及鼓室负压

可应用血管收缩剂滴鼻,如1‰麻黄碱盐水、盐酸羟甲唑啉等。上呼吸道急性炎症消退后可行咽鼓管吹张术。还可行理疗如鼓膜按摩、红外线、超短波、氦氖激光照射等。

3.清除鼓室积液

常用鼓膜穿刺抽液,必要时可重复穿刺,亦可于抽液后注入类固醇激素药物,或注入α-糜蛋白酶,使积液稀化易于排出;积液较稠者,可行鼓膜切开术,然后用负压将鼓室内液体全部吸尽。反复穿刺不愈,病情迁延,胶耳者,可行鼓室置管术以利鼓室通气引流。

4.病因治疗

积极治疗鼻咽或鼻腔疾病,如腺样体切除术,鼻中隔矫正术,下鼻甲手术,鼻息肉摘除术等。

5.鼓室探查术或乳突手术

慢性分泌性中耳炎者上述各种治疗无效或疑演变为胆固醇肉芽肿性中耳乳突炎、粘连性中耳炎,应行鼓室探查术或单纯乳突开放术,并根据术中所见,再进行适当的手术。

(三)其他中医治疗

1.针灸

以局部取穴与远端取穴相结合的方法。耳周取听宫、听会、耳门、翳风,远端可取合谷、内关。每次选2～3穴,中强度刺激,留针10～20分钟。脾虚者,加刺足三里、脾俞等穴;肾虚者,加刺三阴交、关元、肾俞,用补法。

2.穴位注射

取耳周穴如耳门、听宫、翳风等,选用丹参注射液、当归注射液、毛冬青注射液等,每次每穴注入0.3～0.5 mL。隔天1次。

五、预防与调护

注意适当使用滴鼻药物,使鼻腔通气,保持咽鼓管通畅,对本病的治疗非常重要;清除鼻腔涕液时,切忌用力,以免将鼻涕逆行擤入咽鼓管。

六、预后与转归

急性分泌性中耳炎预后良好。部分慢性分泌性中耳炎可影响听力,后遗粘连性中耳炎,鼓室硬化,胆固醇肉芽肿。

第五节　隐性中耳炎

隐性中耳炎又称潜伏性中耳炎、亚临床中耳炎或非典型中耳炎,是指鼓膜完整而中耳隐藏着明显的感染性炎性病变的中耳乳突炎。由于病变隐匿,临床常发生漏诊,甚至,待引起颅内外并发症时或死后方始发现。近年来,本病有增多的趋势,尤以小儿多见,值得关注。

一、病因

(1)急性化脓性中耳炎或乳突炎治疗不当,如剂量不足,疗程过短或菌种耐药。

(2)婴幼儿急性中耳炎因主诉少、鼓膜厚,易误诊而未获合理治疗,致病变迁延。

(3)中耳炎症后期,鼓室峡或鼓窦入口因黏膜肿胀、增厚或肉芽、息肉生成而阻塞,此时虽咽鼓管功能恢复,鼓室逐渐再充气,然乳突病变尚残存,且继续发展。

二、症状及体征

(1)本病无典型症状,患者可诉耳部不适,轻微的耳痛或耳后疼痛,听力下降,或有低热,头痛等。

(2)部分患者近期(可在数月前)有过急性中耳炎、乳突炎病史。

(3)鼓膜完整,外观似正常。仔细观察时可发现松弛部充血,或鼓膜周边血管纹增多,或外耳道后上壁红肿,塌陷。

(4)乳突区皮肤无红肿,但可有轻压痛。

三、听力学检查

(一)纯音听力测试

传导性或混合性听力损失。

(二)鼓室导抗图

C 型或 B 型鼓室导抗图。

四、影像学检查

颞骨 CT 扫描对诊断有重要价值。可见乳突内有软组织影,可有房隔破坏,有时可见液、气面,鼓室内亦可有软组织影。

五、诊断

(1)婴幼儿不明原因发热时,宜仔细检查耳部,必要时做颞骨高分辨率 CT 扫描。

(2)成年人耳部不适,或轻微耳痛,或不明原因的传导性听力损失,鼓膜外观虽无特殊改变,也应警惕本病而做相关检查。

六、治疗

由于本病可引起感音神经性聋、迷路炎、脑膜炎等严重的颅内外并发症,即使在药物的控制下,病变仍可向周围发展,故一旦确诊,即应行乳突开放术,彻底根除病灶。

第六节 急性乳突炎

急性乳突炎是乳突气房黏膜及其骨壁的急性化脓性炎症。常见于儿童,多由急性化脓性中耳炎加重发展而来,故亦称为急性化脓性中耳乳突炎。

一、病因及病理

急性化脓性中耳炎时,若致病菌毒力强、机体抵抗力弱,或治疗处理不当等,中耳炎症侵入乳突,鼓窦入口黏膜肿胀,乳突内脓液引流不畅,蓄积于气房,形成急性化脓性乳突炎。急性乳突炎如未被控制,炎症继续发展可穿破乳突骨壁向颅内外发展,引起颅内、外并发症。

二、临床表现

(1)急性化脓性中耳炎鼓膜穿孔后耳痛不减轻,或一度减轻后又逐日加重;耳流脓增多,引流受阻时流脓突然减少及伴同侧颞区头痛等,应考虑有本病之可能。全身症状亦明显加重,如体温正常后又有发热,重者可达 40 ℃以上。儿童常伴消化道症状,如呕吐、腹泻等。

(2)乳突部皮肤轻度肿胀,耳后沟红肿压痛,耳郭耸向前外方。鼓窦外侧壁及乳突尖有明显压痛。

(3)骨性外耳道内段后上壁红肿、塌陷(塌陷征)。鼓膜充血、松弛部膨出。一般鼓膜穿孔较小,穿孔处有脓液波动,脓量较多。

(4)乳突 X 线片早期表现为乳突气房模糊,脓腔形成后房隔不清,融合为一透亮区。CT 扫描中耳乳突腔密度增高,均匀一致。

(5)白细胞计数增多,中性粒细胞增加。

三、鉴别诊断

应注意和外耳道疖鉴别。后者无急性化脓性中耳炎病史,而有掏耳等外耳道外伤史,全身症状轻。外耳道疖位于外耳道口后壁时,有明显的耳郭牵拉痛。虽也可有耳后沟肿胀,但无乳突区压痛。检查鼓膜正常,可见疖肿或疖肿破溃口。亦应和耳郭或耳道先天瘘管感染相鉴别。

四、治疗

早期,全身及局部治疗同急性化脓性中耳炎。应及早应用足量抗生素类药物,改善局部引流,炎症可能得到控制而逐渐痊愈。若引流不畅,感染未能控制,或出现可疑并发症时,如耳源性面瘫、脑膜炎等,应立即行乳突切开术。

第七节 鼓 室 硬 化

鼓室硬化是指中耳经历了长期的慢性炎症后,在愈合过程中所遗留的中耳结缔组织退行性变。本病是引起传导性聋的重要原因之一。其主要的病理变化为中耳黏膜下层及鼓膜固有层中出现透明变性和钙质沉着。

本病由 von Triltsch 1877 年首先描述,1955 年 Zoellner 提议,将这种病变列为一种单独的疾病,并详细描写了其临床症状,命名为"tympanosclerosis"。我国过去的各种专业书刊中均称此病为"鼓室硬化症",按全国自然科学名词审定委员会公布的医学名词统称为"鼓室硬化"。

随着鼓室成形术的广泛开展和手术显微镜的普遍应用,本病逐渐被耳科医

师所认识，并受到重视。关于鼓室硬化的发病率各家报告不一，国外报告为
9％～38％，国内为 3.7％～11.7％。儿童及成人均可发病，但 10～30 岁发病率
较高。女性较男性患病者稍多。

一、病因与病理

一般认为，鼓室硬化是中耳长期慢性炎症（化脓性和非化脓性炎症）或急性
感染反复发作的结果。Kinney（1978）在为 1 495 例慢性中耳炎及其后遗症所作
的手术中发现，其中的 20％具有鼓室硬化病变。反复发作的急性中耳炎容易发
生本病。据统计，慢性分泌性中耳炎患者做置管术后 6～8 年，鼓室硬化的发病
率为 19.7％（Hussel 和 Moller，1980）。而 Tos 和 Stangerup（1989）报告，置管术
后，本病的发病率竟高达 59％，鼓膜切开术后者仅为 13％。Magat 等（1993）报
告 1 274 名接受鼓室置管术后有 23.6％病例发生本病。而 Skinner 等（1988）对双侧
分泌性中耳炎所作的对照观察却发现，虽然 5 年后置管耳并发鼓室硬化者明显大
于对侧耳，但 15 年后，非置管耳亦发生了鼓室硬化。Stenstrom 等（1995）发现，原
有鼓室硬化、鼓膜瘢痕的 12 例儿童在 6 年后的随访中，有 1/3 鼓膜变为正常。有
学者的观察也有类似印象。其他引致本病的原因尚有自身免疫和外伤学说。

鼓室硬化在组织学上表现为中耳黏膜上皮下结缔组织内和鼓膜固有层（包
括黏膜下结缔组织层、上皮下结缔组织层、外放射状胶原纤维层和内环状胶原纤
维层）中结缔组织的透明变性，或称玻璃样变性；多数伴有钙沉着，少数可发生新
骨形成。本病的发病机制不明。结缔组织退行性变可能因炎症或细菌感染所
致，单纯的咽鼓管阻塞很少会引起硬化病变。包括医源性在内的外伤所引起的
自身免疫性损害可能亦有一定关系。中耳结缔组织因上述原因受破坏后，胶原
纤维发生退行性变，增厚的胶原纤维融合，细胞成分和毛细血管消失，形成均匀
一致的如葱头皮样结构的白色斑块-硬化病灶。同时，散布于细胞之间和细胞内
的钙质和磷酸盐结晶沉着于组织内。中耳黏膜下方的骨质一般正常，但亦可因
血液供应不良而发生坏死，仅保存其外面的构架。如感染复发，硬化的斑块可从
黏膜下脱出，游离于鼓室内。

病变不仅侵犯中耳黏膜及鼓膜，位于鼓室内的韧带、肌腱亦可硬化、骨化，如
前庭窗的环状韧带，附着于听骨的韧带，镫骨肌肌腱等。听骨链可被硬化病灶包
绕，甚至包埋。病变一般多见于上鼓室，前庭窗区和听骨周围。较少侵及下鼓
室、蜗窗及咽鼓管鼓口，该处仅当病变甚为广泛时方始受累。由于硬化组织多围
绕听骨链，堵塞前庭窗或致听骨肌肌腱硬化，少数尚可因血运障碍而致听骨链中

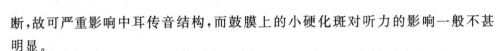

断,故可严重影响中耳传音结构,而鼓膜上的小硬化斑对听力的影响一般不甚明显。

Harris(1961)将本病病变分为两种类型:①病变只在黏膜或黏骨膜内进行,黏膜的上皮层、骨膜和骨组织未遭破坏,称硬化性黏膜炎或硬化性黏骨膜炎。这种硬化组织容易被剥除,而遗留完整的骨膜或骨面。此型较多见。②病变不仅侵犯黏骨膜,而且骨质表层亦受侵,称为破骨性黏骨膜炎。此种硬化组织较难剥除,易损伤周围组织,故须特别细致。此型少见。

Gibb(1974)按鼓膜是否完整,将本病分为开放型和闭合型两种。白秦生将本病分为锤砧固定型、单纯镫骨固定型和混合固定型3种。方跃云等(1990)则分为上鼓室型,前庭窗型和全鼓室型3种类型。

二、症状

(1)进行性听力减退:双侧发病者较多。病史大多较长,达数年、十余年或数十年不等,但个别亦仅有半年或一年余者。

(2)耳鸣:一般不重。

(3)有些患者可无明显症状,仅在手术中发现。

三、检查

(一)鼓膜象

鼓膜大多有中央性穿孔,大小不等;鼓室内一般均干燥。少数有边缘性穿孔,有脓、肉芽或胆脂瘤。有些鼓膜则完整无缺。在完整的或残留的鼓膜上,可见程度不等的混浊,增厚,或有萎缩性瘢痕,并有大小不等、形状不一的钙斑。

(二)听力检查

纯音听力曲线呈传导性或混合性耳聋,语频区气导损失为35~65 dB,气、骨导差距较大,多在35~55 dB。一方面,影响听力的鼓膜钙斑可使鼓膜或听骨链同时也变得僵硬,故低频听力首先下降;另一方面,硬化组织又可使中耳质量增加,致使高频听力亦受损,故气导听力曲线多呈平坦型。鼓膜上的萎缩性瘢痕虽可降低质量,减少鼓膜的有效振动面积,但其影响范围极小,不损害对蜗窗的保护功能。鼓膜穿孔贴补试验示听力无提高。

声导抗测试:鼓膜完整者可做声导抗测试,声导抗图为B型或As型;声反射消失。

(三)咽鼓管功能试验

咽鼓管通气功能大多良好。

(四)颞骨 CT 扫描

乳突多为板障型或硬化型。鼓室及听骨周围可见斑块状阴影,硬化组织可延及鼓窦入口和鼓窦,骨质无破坏。

四、诊断及鉴别诊断

遇有下列情况者,应疑及本病。

(1)缓慢进行性传导性或混合性耳聋。

(2)过去有耳内慢性流脓史,或反复发作的急性中耳炎病史;或有慢性分泌性中耳炎病史,曾接受或未曾接受过置管术。

(3)鼓膜完整或有干性穿孔;鼓膜混浊,增厚,有钙斑或萎缩性瘢痕。

(4)气导听力损失程度与穿孔大小不一致。

(5)穿孔贴补试验阴性。

颞骨 CT 扫描可协助诊断。而本病的确诊则有待于手术探查及病检结果。本病须与耳硬化症、粘连性中耳炎鉴别。

五、治疗

(一)手术治疗

手术是目前主要的治疗措施。凡疑及本病者,可做鼓室探查术。手术的目的是清除影响听力的硬化组织,恢复或重建传音结构,以增进听力。

手术方法:一般采用局部麻醉。取 Shambaugh 切口,暴露中、下鼓室,必要时磨(凿)去上鼓室外侧骨壁,暴露上鼓室。在手术显微镜下探查全部鼓室、两窗和听骨链。

1.对硬化组织的处理

手术显微镜下,硬化灶为隆起的致密斑块,灰白色,表面光滑,有光泽,触之如软骨。斑块有如葱头,用直角针或微型剥离器可一层一层地将其剥离,不易出血。硬化组织剥去后,大多可露出光滑的骨面;有时深层可见骨化组织或钙化斑。

在剥离硬化组织时注意:①剥离时动作宜轻巧,忌施暴力。特别是在清理听骨链周围的病变时,须避免由于手术操作而引起的内耳损伤。②对传音结构无明显影响的硬化组织可加以保留,以免创面过大,导致粘连。

2.听骨链重建

硬化组织清除后,可根据听骨链的存留情况及其活动度,按鼓室成形术的基本原则进行处理。听骨链完整,且活动度基本正常者,仅做Ⅰ型鼓室成形术。锤砧关节固定,而镫骨活动正常者,可在关节松动后,于锤、砧骨间放置硅橡胶薄膜片或 Teflon 薄片隔离之。关节虽已松动,然锤骨前韧带硬化或骨化,锤骨头仍固定者,可在游离并取出砧骨后,剪断锤骨颈,取出锤骨头,用自体或异体砧骨或人工陶瓷赝复物桥接镫骨头和锤骨柄。砧镫关节断离,而锤骨正常者,亦可做锤镫骨桥接。听骨链重建中的关键步骤应属对镫骨的处理。对引起镫骨固定的、足板周围的硬化组织,须特别小心谨慎地加以剔除。硬化组织清除后,镫骨活动恢复正常者,做Ⅰ型鼓室成形术。镫骨仍固定者,如鼓膜同时存在穿孔,须先做鼓膜成形术,待次期做镫骨手术。次期手术一般于 6 个月以后施行,对固定的镫骨做足板切除或开窗术;足板太厚者,做足板钻孔术。并根据砧骨和锤骨的情况,以自体或异体材料重建听骨链。如镫骨周围存在广泛的硬化组织,清理十分困难;或足板过厚,勉强钻孔可能损伤内耳;或全鼓室受硬化组织广泛侵犯,暴露听骨链困难时,宜做半规管开窗术。

3.对鼓膜中硬化灶的处理

无论鼓膜完整与否,对鼓膜中的硬化斑一般可不予处理。位于鼓环或锤骨柄周围而影响鼓膜活动的硬化斑,可切除相应部位的鼓膜表皮层,然后取出。

(二)佩戴助听器

因各种原因而不能手术者,可佩戴助听器。

第八节　中耳胆脂瘤

由 Crureilhier 于 1829 年描述为早期肿瘤的胆脂瘤并非真性肿瘤,而是一种囊性结构,囊的内壁为复层鳞状上皮,囊外以一层厚薄不一的纤维组织与邻近的骨壁或组织紧密相连。囊内除充满脱落上皮及角化物质外,尚可含胆固醇结晶,故称之为胆脂瘤。后来由于在胆脂瘤内并未经常找到胆固醇结晶,所以又有表皮病或角化病之称。由于胆脂瘤具有破坏周围骨质的特点,中耳胆脂瘤可以引起严重的颅内外并发症,值得重视。中耳胆脂瘤可以伴有或不伴有化脓性炎症,过去曾将其列为慢性化脓性中耳炎的一个特殊类型。当前,则将伴有中耳化脓性炎症者称为"伴胆脂瘤的慢性化脓性中耳炎",前述慢性化脓性中耳炎又称"不伴胆脂瘤的慢性中耳炎"。

一、分类

颞骨内的胆脂瘤可分为先天性和后天性两大类。

(一)先天性胆脂瘤

先天性胆脂瘤为胚胎期的外胚层组织遗留于颅骨中发展而成。发生于颞骨岩部者,可侵入迷路周围、迷路、中耳或颅内。由于此种外胚层组织的无菌性,故可在颞骨内长期发展而不被察觉。其首发症状多为面瘫,听功能及前庭功能检查中可发现耳蜗及前庭功能受损。位于鼓室的先天性胆脂瘤罕见,其主要表现为:鼓膜后方出现白色团块影,但鼓膜完整,无内陷袋及可疑的穿孔痕迹,过去无中耳炎病史。中耳的先天性胆脂瘤须与后天性胆脂瘤仔细鉴别,因为上皮团块亦可在过去的穿孔中移入鼓室,或通过内陷袋进入鼓室,日后穿孔或袋口封闭,而误诊为先天性。但是 Michaels(1986)发现,在胚胎发育期前鼓室内常有小的角化上皮区。

(二)后天性胆脂瘤

一般将其分为后天原发性胆脂瘤和后天继发性胆脂瘤两种。

1.后天原发性胆脂瘤

后天原发性胆脂瘤患者无化脓性中耳炎病史,过去可能有分泌性中耳炎病史。起病隐匿,穿孔位于鼓膜松弛部或紧张部后上方。其病因可能与咽鼓管阻塞,鼓膜内陷袋形成有关(见袋状内陷学说)。以后可因继发感染而出现化脓性炎症。

2.后天继发性胆脂瘤

后天继发性胆脂瘤继发于慢性化脓性中耳炎,鼓膜大穿孔或边缘性穿孔,复层鳞状上皮从穿孔边缘向后鼓室或上鼓室、鼓窦生长,形成胆脂瘤(见上皮移行学说)。鼓膜外伤或鼓膜相关手术中(如鼓膜切开、置管等)造成鳞状上皮种植,也可继发中耳胆脂瘤。外耳道胆脂瘤侵入中耳后,亦为后天继发性胆脂瘤。

二、发病机制

胆脂瘤形成的确切机制尚不完全清楚,主要学说有以下几种。

(一)袋状内陷学说或内陷袋并细胞增殖学说

该学说认为,由于咽鼓管功能不良和中耳炎遗留的黏膜水肿、肉芽、粘连等病变,中耳长期处于负压状态,导致中耳膨胀不全,而中、上鼓室之间被锤骨、砧骨及其周围的韧带、肌腱、黏膜皱襞等所组成的鼓室隔所分割,其间仅有鼓前峡和鼓后峡两个小孔相通。当该处的黏膜皱襞、韧带等出现肿胀、增厚、甚至肉芽或粘连等病变时,鼓前、后峡可部分或完全闭锁。如乳突气房发育良好,此时乳突和上鼓室尚可经鼓室后壁的气房交换气体;否则上鼓室、鼓窦及乳突腔与中、下鼓室、咽鼓管之间就形成两个互不相通或不完全相通的空腔系统。受上鼓室长期高负压的影响,鼓膜松弛部或紧张部后上方向内凹陷,局部逐渐形成内陷囊袋,由于松弛部纤维成分少,更易向内移位、陷入。Tos 于 1981 年提出了内陷袋并细胞增殖学说,认为大多数内陷袋并不一定发展为胆脂瘤。如果内陷袋后方的上鼓室内有炎性组织或粘连,内陷囊袋会不断加深,同时受囊袋底部或上皮下结缔组织炎症的刺激,囊内的角化上皮增生,上皮屑(主要为角蛋白)出现堆积,加之外耳道上皮受慢性炎症或耵聍阻塞的影响,丧失了自洁能力,囊内的上皮屑排出受阻;如果局部环境潮湿或合并感染,上皮屑的排出进一步受阻,囊袋不断膨胀扩大,周围骨质遭到破坏,最终形成胆脂瘤。Tos 和 Sudhoff(2000)总结胆脂瘤形成有 4 个期:①内陷袋形成。②角质上皮增生。③内陷袋膨胀。④骨质破坏。

(二)上皮移行学说

急性坏死型中耳炎形成鼓膜大穿孔或后方边缘性穿孔,鼓沟骨质裸露,外耳道皮肤越过骨面向鼓室内生长,深达上鼓室或鼓窦区,其脱落的上皮及角化物质堆积于该处而不能自洁,逐渐堆积,聚集成团,形成胆脂瘤。

(三)鳞状上皮化生学说

所谓鳞状上皮化生是指正常的黏膜上皮被角化性鳞状上皮所取代,但脱落的角化物质一般不堆积。1873 年 Wendt 首先提出中耳的扁平和立方上皮能化生为角化性鳞状上皮这一学说,以后得到了 Sadé(1971,1979)的支持,并指出,上皮细胞是多功能的,感染和炎症是刺激黏膜发生上皮化生的原因。Sadé 在中耳炎患儿的中耳活组织标本中找到了岛状的角化上皮区。该学说得到了部分实验的证实。如化生的角化性鳞状上皮伸入鼓窦或鼓室,脱落的角化物质发生堆积,可形成胆脂瘤。

(四)基底细胞增殖学说

Lange(1925)提出,鼓膜松弛部的上皮细胞能通过增殖形成上皮小柱,破坏基底膜,而伸入上皮下组织,在此基础上产生胆脂瘤。Lim(1977)和 Chole(1984)证实了人和动物的胆脂瘤中基底膜确已破坏、中断,因此,上皮小柱可经此伸入上皮下结缔组织中,形成微小胆脂瘤。

此外,在鼓膜成形术中,如位于移植物下方的鼓膜表皮层(外植法)或锤骨柄后面的上皮层(内植法)未完全撕脱,刮净,日后移植物下方可形成胆脂瘤,此种胆脂瘤属医源性。

三、病理

无论原发性或继发性胆脂瘤,均可破坏周围的骨质,并向周围不断膨胀、扩大,这种破坏骨质的确切机制尚未阐明。早期有机械压迫学说。以后认为基质及基质下方的炎性肉芽组织所产生的多种酶(如溶酶体酶、胶原酶、酸性磷酸酶等)、前列腺素和某些细胞因子(肿瘤坏死因子、某些淋巴因子)的作用,致使周围的骨质锐钙,破骨细胞增生活跃,骨壁破坏,胆脂瘤不断向周围扩大。此外,胆脂瘤还可能合并骨炎,伴有肉芽生长或胆固醇肉芽肿等。但至今关于本病产生骨质破坏的原因尚在研究中。

胆脂瘤的发展一方面可在某种程度上在一定的时间内受到鼓室间隔和黏膜皱襞等自然屏障的局限,另一方面,其发展还与周围骨质的气化程度有关。在硬化型乳突,胆脂瘤可逐层向窄缝里延续发展;而在气化型乳突,尤其是在儿童,胆脂瘤可无规律地向周围气房伸展,甚至有些小气房中的胆脂瘤与主要的胆脂瘤团块间无直接连续,如不注意,手术中容易发生残留。无论从松弛部或鼓膜紧张部后上方内陷袋发展而来的胆脂瘤,均可侵犯中耳的各个腔隙。例如,由松弛部内陷袋发展而来的胆脂瘤起初可局限在位于锤骨颈和鼓膜松弛部之间的鼓膜上隐窝,在未破坏听小骨前,可在听骨、黏膜皱襞和韧带间穿行发展,经砧骨上或砧骨下隐窝向前至上鼓室前隐窝,向后达鼓窦或鼓室窦,并逐渐破坏听小骨。从鼓膜紧张部内陷袋发展而来的胆脂瘤可首先破坏砧骨长脚及镫骨上结构,足板一般不受破坏,而入侵鼓室后部;亦可经锤骨颈下方进入上鼓室或沿砧骨体下方向鼓窦区发展。胆脂瘤从上鼓室可向前伸入咽鼓管上隐窝,颧根,膝神经节和咽鼓管开口,个别甚至进入咽鼓管内;向后发展则进入鼓窦入口,鼓窦及乳突腔,并可破坏其中的骨壁。有时胆脂瘤侵占鼓窦入口的前段后即与周围骨壁粘连,或因肉芽组织堵塞,转而向下向前侵蚀外半规管及面神经管,特别是在硬化型骨质时如此。由于鼓沟外缘的遮掩,胆脂瘤包囊可隐藏于后鼓室内,侵袭面隐窝,进入鼓室窦。个别情况下,胆脂瘤包囊可藏匿于鼓膜紧张部的后方,但是它一般不侵犯鼓膜的纤维层。有学者曾见3例这种病变中有1例纤维层遭破坏。从中鼓室内壁鳞状上皮化生向上延伸发展而来的胆脂瘤,听骨链一般均遭破坏而荡然无存。

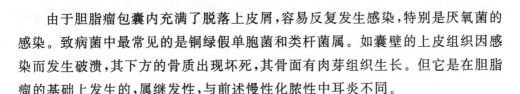

由于胆脂瘤包囊内充满了脱落上皮屑,容易反复发生感染,特别是厌氧菌的感染。致病菌中最常见的是铜绿假单胞菌和类杆菌属。如囊壁的上皮组织因感染而发生破溃,其下方的骨质出现坏死,其骨面有肉芽组织生长。但它是在胆脂瘤的基础上发生的,属继发性,与前述慢性化脓性中耳炎不同。

四、症状

(一)不伴感染的胆脂瘤

不伴感染的胆脂瘤早期可无任何症状。

(二)听力下降

听力下降可能是不伴感染的胆脂瘤患者唯一的主诉。早期多为传导性聋,程度轻重不等。上鼓室内小的胆脂瘤,听力可基本正常。即使听骨部分遭到破坏,但因胆脂瘤可作为听骨间的传声桥梁,听力损失也可不甚严重。病变波及耳蜗时,耳聋呈混合性。严重者可为全聋。

(三)耳溢液

不伴感染的中耳胆脂瘤可无耳溢液。伴慢性化脓性中耳炎者可有耳流脓,且持续不停,脓量多少不等。脓液常有特殊的恶臭。伴有肉芽者,脓内可带血。

(四)耳鸣

耳鸣多因耳蜗受累之故。

五、检查

(一)耳镜检查

早期出现内陷袋时,其外貌可似穿孔,此时,耳内镜检查可辨真伪。耳镜下典型的胆脂瘤为鼓膜松弛部或紧张部后上方边缘性穿孔,从穿孔处可见鼓室内有灰白色鳞片状或豆渣样无定形物质,多不易取尽,恶臭。有时尚可见上鼓室外壁骨质破坏,或在穿孔周围有红色肉芽或息肉组织(鼓膜像)。松弛部穿孔的大小一般与胆脂瘤的侵犯面积无关。若为紧张部大穿孔,鼓室内壁黏膜可化生为表面光滑而反光甚强的鳞状上皮,此时如锤骨柄及短突粘连于上皮下,可误认为紧张部尚残留大片鼓膜。松弛部存在小穿孔时,鼓膜紧张部可完全正常,特别当穿孔被痂皮覆盖时,初学者不识,不除痂深究,可认为鼓膜完全正常而将胆脂瘤漏诊。因此,检查鼓膜时必须做到:①使患者的头部尽量偏向对侧并向各方向转动,务必看到鼓膜的每个象限。②凡有痂皮覆盖鼓膜,特别是松弛部和紧张部后上方的痂皮,一定要清除后再仔细观察。③对可疑的穿孔用探针轻轻探查;或用耳内镜可助确诊。晚期外耳道后上骨壁破坏,软组织塌陷。

(二)听力检查

听力可基本正常,或为传导性听力损失,也可为混合性听力损失,甚至感音神经性聋。

儿童胆脂瘤多为气化型乳突,咽鼓管功能不良,胆脂瘤包囊周围常伴有明显的炎症,酶的活性较高,加之儿童免疫功能不稳定,因此较成人具有更强的侵袭性,其发展一般较快。但儿童胆脂瘤症状多不明显,因此,仔细的耳镜检查,特别是耳显微镜检查对早期诊断甚为重要。

(三)影像学检查

乳突X线片上,较大的胆脂瘤可表现为典型的骨质破坏空腔,其边缘大多浓密、整齐。但对小胆脂瘤的诊断常受到限制。近年来随着颞骨高分辨率CT扫描的临床应用,各类慢性化脓性中耳炎的诊断符合率有了明显的提高。但其对某些仅局限于面隐窝或鼓室窦的小胆脂瘤亦可漏诊。因此,医师必须将临床检查及影像学检查两个结果综合分析,不可偏废(CT图)。

六、鉴别诊断

本病应与不伴胆脂瘤的慢性化脓性中耳炎鉴别(表2-3)。

表 2-3 慢性化脓性中耳炎与中耳胆脂瘤鉴别诊断

鉴别要点	单纯型慢性化脓性中耳炎	伴骨疡的慢性化脓性中耳炎	中耳胆脂瘤
耳溢液	多为间歇性	持续性	不伴感染者不流脓,伴感染者持续流脓
分泌物性质	黏液脓,无臭	脓性或黏液脓性,间混血丝或出血,味臭	脓性或黏液脓性,可含豆渣样物,奇臭
听力	一般为轻度传导性听力损失	听力损失较重,为传导性,或为混合性	听力损失可轻可重,为传导性或混合性
鼓膜及鼓室	紧张部中央性穿孔	紧张部大穿孔或边缘性穿孔,鼓室中央有肉芽	松弛部穿孔或紧张部后上边缘性穿孔,少数为大穿孔,鼓室内有灰白色鳞片状或无定形物质,亦可伴有肉芽
颞骨CT	正常	鼓室、鼓窦或乳突内有软组织影或骨质破坏	骨质破坏,边缘浓密,整齐
并发症	一般无	可有	常有

七、治疗

治疗原则为根除病变组织,预防并发症,重建中耳传音结构。

(一)手术治疗

手术目的:①彻底清除病变组织,包括鼓室、鼓窦及乳突腔内所有的胆脂瘤、肉芽、息肉及病变的骨质和黏膜等。②保存原有的听力或增进听力。因此,术中要尽可能保留健康的组织,特别是与传音功能有密切关系的中耳结构,如听小骨、残余鼓膜、咽鼓管及鼓室黏膜,乃至完整的外耳道及鼓沟等,并在此基础上重建传音结构。③尽可能求得一干耳。

具体的术式:①上鼓室开放术。②关闭式手术。③开放式手术,或称改良乳突根治术。④乳突根治术。

术式的选择应根据病变范围、咽鼓管功能状况、听力受损类型及程度、有无并发症、乳突发育情况,以及术者的手术技能等条件综合考虑决定。

(二)病灶冲洗

遇有以下情况时,可采用冲洗法清除胆脂瘤:由于全身健康状况而禁忌手术;患者拒绝手术;对侧耳全聋,患耳是唯一的功能耳,术者不具备术中保存或提高听力的条件;而且胆脂瘤与外耳道间有足够的通道,以供冲洗;患者可随诊观察。

八、预防

(1)同急性化脓性中耳炎的预防。

(2)彻底治疗急性化脓性中耳炎,降低慢性化脓性中耳炎的发病率。

(3)积极治疗上呼吸道的慢性疾病。

第三章

内 耳 疾 病

第一节 先天性聋

先天性聋是指出生时就已存在的听力障碍。

一、临床分类

(一)按有无畸形分类

1.伴先天性耳畸形的先天性聋

(1)先天性外耳道闭锁:第一鳃沟发育障碍所致,常伴先天性耳郭畸形及中耳畸形,可因家族遗传或母体妊娠时感染及用药不当导致。

(2)先天性中耳畸形:包括咽鼓管、鼓室、乳突气房系统及面神经之鼓室部的畸形,可单独发生亦可合并出现。常导致传音功能的异常。

(3)先天性内耳畸形:通常由遗传因素,母体孕期感染风疹、麻疹、腮腺炎及服用致畸药物或接受射线等引起。根据部位可分为耳蜗畸形、前庭与半规管畸形、内耳道畸形、前庭导水管异常。

2.耳部结构正常的先天性聋

通常为由遗传因素或母体妊娠时使用耳毒性药物、外伤甚至感染等导致的感音神经性聋。

(二)按病因分类

1.遗传性聋

遗传性聋指由基因或染色体异常所致的耳聋,可能是来自父母一方或双方,也可能是新发突变,常有家族史,约占耳聋的 50%。按遗传方式可分为常染色体隐性遗传、常染色体显性遗传、伴性染色体遗传和母系遗传(伴线粒体遗传)。

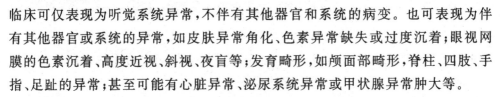

临床可仅表现为听觉系统异常,不伴有其他器官和系统的病变。也可表现为伴有其他器官或系统的异常,如皮肤异常角化、色素异常缺失或过度沉着;眼视网膜的色素沉着、高度近视、斜视、夜盲等;发育畸形,如颅面部畸形,脊柱、四肢、手指、足趾的异常;甚至可能有心脏异常、泌尿系统异常或甲状腺异常肿大等。

2.非遗传性聋:

妊娠早期母亲患风疹、腮腺炎、流感等病毒感染性疾患,或梅毒、糖尿病、肾炎、败血症、克汀病等全身疾病,或大量应用耳毒性药物均可使胎儿致聋。母子血液 Rh 因子相忌,分娩时产程过长、难产、产伤致胎儿缺氧窒息也可致聋。母体内分泌障碍(如呆小病)也会引起胎儿先天性中耳组织黏液水肿和听骨链畸形。

二、诊断要点

(一)全面的病史收集

通过专科检查明确患儿有无耳郭及外耳道畸形,仔细询问家族中至少三代人的耳聋病史,以及是否近亲结婚等。明确妊娠早期母亲是否患风疹、腮腺炎、流感等病毒感染性疾患,或梅毒、糖尿病、肾炎、败血症、克汀病等全身疾病,或大量应用耳毒性药物史,或分娩时产程过长、难产、产伤致胎儿缺氧窒息等致聋因素存在。

(二)听力学评价

主要是进行新生儿听力筛查,筛查主要有新生儿听力普遍筛查和目标人群筛查两种策略。我国在现阶段推荐的策略首先是普遍筛查;在尚不具备普遍筛查条件的单位,也可采用目标人群筛查,将具有听力损伤高危因素的新生儿及时转到有条件的单位筛查。

1.普遍筛查策略

(1)普遍筛查:产房和新生儿重症监护室的所有新生儿都应在出院前接受使用生理学测试方法的听力筛查。对未通过出院前"初筛"者,应在出生后 42 天内(新生儿重症监护室的婴幼儿可酌情稍延)进行"复筛"。

(2)3 个月内接受诊断:对所有未通过"复筛"的婴幼儿,应在 3 个月内开始相应的医学和听力学评价,争取尽早明确诊断。

(3)6 个月内接受干预:凡符合针对性听损失诊断的婴儿,应在 6 月龄内接受多项跨学科的干预服务。干预应建立在家庭经济能力,家长知情选择,文化、传统和信仰的基础上。一个具有家庭特色的聋儿康复计划应在接受转诊后的

45 天内启动。助听器应在确诊为针对性听损失后 1 个月内选配和使用。对佩戴助听器的婴幼儿应连续进行听力学监测,其间隔以不超过 3 个月较好。对接受早期干预的听力损失婴幼儿,应每 6 个月进行交往能力的评估。家长和康复工作者至少每 6 个月检查一次康复计划。

(4)跟踪和随访:凡以通过筛查,但具有听力损失和/或言语发育迟缓高危因素的婴幼儿,都要接受医学、听力学和交往技能的跟踪和随访。另外,具有迟发性、进行性或波动性听损伤相关指标的婴幼儿,以及听神经和/或脑干传导障碍(如听神经病)的婴幼儿亦应跟踪和随访。

2.目标人群筛查策略

结合我国目前的情况,在尚不具备普遍筛查条件的单位(如在比较偏远和贫困的地区),仍可采用目标人群筛查策略,将具有下列听力损害高危因素之一的新生儿及时转到上级单位筛查。这些高危因素是:①耳聋家族史;②宫内感染(巨细胞病毒、风疹、弓形虫、梅毒等);③细菌性脑膜炎;④颅面部畸形(耳郭和外耳道畸形等);⑤极低体重儿(1 500 g);⑥高胆红素血症(达到换血标准);⑦机械通气 5 天以上;⑧母亲孕期使用过耳毒性药物;⑨阿普加评分 1 分钟 0～4 分或 5 分钟0～6 分;⑩有与感音神经性聋或传导性聋相关的综合征临床表现者;⑪长期住在监护病房;⑫呼吸窘迫综合征;⑬晶状体后纤维组织形成;⑭窒息;⑮胎粪吸入;⑯神经变性疾病;⑰染色体异常;⑱母亲滥用药物和乙醇;⑲母亲糖尿病;⑳母亲多次生育;㉑缺乏出生前监护。

3.听力筛查模式

根据我国当前的国情,以医院为基础,采用耳声发射筛查(otoacoustic emissions,OAE)、自动听性脑干反应(automatic auditory brainstem response,AABR)和行为观察法相结合的一种筛查模式。

OAE 可反映耳蜗(外毛细胞)的功能状态。OAE 筛查"通过",表示外周听力在刺激频率范围内正常。但 OAE 受到外耳道和中耳的影响较大,可出现假阳性。此外,在有些情况下(如听神经病等),耳蜗(外毛细胞)可正常,而内毛细胞和/或蜗后异常,则不能为 OAE 查出,造成假阴性。

AABR 测试反映了耳蜗、听神经和脑干听觉通路的功能,较 OAE 有信息范围广和可以量化听力损失的优点;受外耳道和中耳的影响较小;在排除了中耳和耳蜗(外毛细胞)病变后,对诊断听神经病和神经传导障碍特别有意义。所以,是 OAE 筛查很好的补充。同样,当作 AABR 遇到"不通过"的病例时,也需要用 OAE 来评估耳蜗(外毛细胞)的功能,以区别蜗性(外毛细胞)听力损失或听神经传导障碍(听神经病等)。因此,OAE 和 AABR 是一对听力筛查的好伙伴,两者结合,是现行筛查技术的最佳选择。鉴于绝大多数新生儿的听力损失是蜗性的,所以,在普通产科病房里首先用 OAE 筛查,对"不通过"的新生儿在29天或42天用 OAE 复筛,以减少新生儿期由外耳道和中耳影响造成的假阳性。对"不通过"的新生儿,在 29 天或 42 天用 AABR 和 OAE 联合复筛。

(三)影像学检查

目前普遍采用高分辨颞骨薄层 CT 和 MRI 影像学的方法,高分辨率颞骨 CT 可了解内耳骨性结构,评估骨性解剖异常或畸形导致的听力障碍。MRI 检查可以反映听神经的发育情况,能发现 CT 易漏诊的耳蜗前庭神经异常。

(四)基因诊断

目前发现的遗传性聋致病基因近百个,可通过基因诊断描述耳聋家族各成员致病基因的携带情况,为临床咨询和产前诊断防止聋儿再出生提供准确的诊断依据。

三、治疗要点

(一)药物治疗

对于听力稳定的先天性聋目前尚无有效的药物治疗方法,先天性聋患者如果出现波动性、进行性的听力下降应尽早联合使用扩张内耳血管、营养神经的药物及糖皮质激素类药物,尽量保存残留听力。

(二)佩戴助听器

助听器验配一般需经过耳科医师或听力学专家详细检查后才能正确选用。一般而言,中度听力损失者使用助听器后获益最大,单侧耳聋一般不需要配用助听器。

(三)外科治疗

外耳道及中耳畸形一般为传导性听力障碍,以手术治疗为主,通过手术可建立正常的传音结构或安装助听器达到提高听力的要求。对于重度和极重度感音神经性聋患儿,经助听器训练不能获得应用听力者应视人工耳蜗植入治疗为首选。患有内耳畸形的患者需由专科医师评估能否置入人工耳蜗。

(四)听觉和言语训练

听觉训练是借助助听器或植入人工耳蜗后获得的听力,通过长期有计划的声响和言语刺激,逐步培养其聆听习惯,提高听觉察觉、听觉注意、听觉定位及识别、记忆等方面的能力。言语训练是依据听觉、视觉和触觉等互补功能,借助适宜的仪器,以科学的教学法训练聋儿发声,读唇,进而理解并积累词汇,掌握语法规则,准确表达思想感情。通过听觉与言语训练,使残余听功能或人工听功能充分发挥作用,达到正常或接近正常的社会交流目的。

四、预后及预防

先天性聋治疗预后虽然不太理想,但注重防治一些致聋因素是可以减少发生的。

(1)广泛宣传杜绝近亲结婚,开展聋病婚前咨询,强化优生优育。

(2)孕期中应广泛进行卫生保健知识宣教,积极预防传染病和其他疾病,加强围生期管理。严格掌握耳毒药物的适应证和用药剂量。有计划地消灭引起先天性聋的流行病,如呆小症、梅毒和助产外伤等。

(3)大力推广新生儿听力筛查,早期发现婴幼儿耳聋,及早利用残余听力或通过助听设备进行言语训练,使患儿获得言语功能。做到聋而不哑,利于患儿今后的生活自理,提高生命质量。

第二节 中毒性聋

中毒性聋是某些药物对听觉感受器或听觉神经通路有毒性作用或者接触某些生物、化学物质引起内耳发生中毒性损害,造成听力损失和前庭功能障碍。中毒性聋是耳聋的主要病因之一,婴幼儿时期发生中毒性聋不易发觉,往往造成严重的听力损伤,影响言语功能的发育。

一、耳毒性药物或化学品种类

(一)抗生素

以氨基糖苷类抗生素为主,造成听力损失的发生率较高,包括链霉素、庆大霉素、妥布霉素、卡那霉素、阿米卡星等,万古霉素、多黏菌素 B 等亦有耳毒性。

(二)襻利尿药

如依他尼酸、呋塞米等。

（三）抗疟疾药

如奎宁、氯喹等。

（四）抗肿瘤药

如顺铂、卡铂、长春新碱等。

（五）水杨酸类药物

如长期应用大剂量阿司匹林。

（六）局部麻醉药

如利多卡因、丁卡因等。

（七）重金属

如汞、铅等。

（八）中成药

如牛黄清心丸等，其中含有雄黄（砷剂）。

（九）吸入有害气体

如一氧化碳、硫化氢、三氯乙烷、四氯化碳等。

（十）其他

如乙醇、甲醇、抗惊厥药、β受体阻滞剂等。

二、诊断要点

主要依据明确的耳毒性药物用药史，注意询问所用药的品种、剂量及给药途径。对于儿童患者接诊时需详细询问家长，特别要关注患儿母亲有无家族性耳聋史。听力学检查可发现早期中毒性聋，还可明确耳聋程度。

（一）症状与体征

（1）听力损失：多于用药1~2周后出现症状，最长可达1年左右。双耳听力损失对称，由高频开始，早期听力曲线为下降型，之后为平坦型，程度逐渐加重，半年左右停止进展。个别患者听力急剧下降，就诊时表现为全聋。

（2）耳鸣：常为最早出现症状，耳鸣声通常以高频音调常见，如出现蝉鸣声。

（3）可有前庭功能下降、眩晕、步态不稳。

（二）特殊检查

（1）纯音测听检查结果为感音神经性聋，平均用药后1个月左右出现4 000 Hz

以上高频区听力下降,后进展为中频及低频区听力下降。

(2)畸变产物耳声发射(distortion product otoacoustic emission,DPOAE)可发现早期内耳损害:中毒性聋的患者 DPOAE 幅值降低或无法引出,可在临床症状出现前提示毛细胞的损伤。

(3)前庭功能检查中温度试验可表现为正常或低下,双耳可不对称。

(4)对氨基糖苷类抗生素耳毒性异常敏感的患者应进行线粒体 DNA 12S $rRNAA$1555G 和 C1494T 的易感基因突变检测。

三、鉴别诊断

排除其他耳聋:如先天性聋、感染性聋、老年性聋、突发性聋、耳硬化症、听神经病等。

四、治疗要点

对于中毒性聋患者需尽早诊断、尽早治疗,治疗周期至少 2 个月,一般观察随访半年以上,直至听力稳定为止。治疗原则包括以下 3 项。

(1)在病情允许的情况下立即停用耳毒性药物。

(2)促进耳毒性药物从内耳排出,应用营养神经及毛细胞的药物。早期时可应用改善微循环药物如银杏叶提取物,以及维生素、辅酶 A、三磷酸腺苷及糖皮质激素类药物等。

(3)对于听力损失重、药物治疗后听力无改善或改善不满意的患者可选配助听器或行人工耳蜗植入术。

五、预后及预防

(1)中毒性聋防重于治,医师需严格掌握耳毒性药物的适应证,使用时采用最小有效剂量。对于有中毒性聋家族史的患者用药时要更谨慎。临床必须应用氨基糖苷类抗生素者,如有条件可在应用前进行易感基因突变检测,避免误用。

(2)对使用耳毒性药物的患者定期检测听力,用药同时加用保护内耳和神经药物,如维生素 A、维生素 B_{12} 等。

(3)对肝肾功能不全、糖尿病或已存在感音神经性聋的患者尽量不应用耳毒性药物。对处于噪声、高温等不良工作环境人员、婴幼儿、6 岁以下儿童、孕妇,以及老年人等用药时需谨慎。

第三节　感染性聋

感染性聋为致病微生物,如病毒、细菌、真菌、螺旋体、衣原体、支原体、立克次体、原虫等,直接或间接引起内耳损伤,导致双耳或单耳不同程度的感音神经性聋,可伴有不同程度前庭功能障碍。现此类耳聋发生率已有明显降低,但耳聋一旦发生,极难康复,是防聋治聋的一个重要课题。

按发病时间可分为先天性与后天性感染性聋。先天性如风疹、先天梅毒等;后天性如流行性脑脊髓膜炎、流行性腮腺炎、伤寒、疟疾等。按病原微生物种类可分为细菌性、病毒性及其他特殊病原体(真菌、螺旋体、衣原体、支原体、立克次体、原虫等)感染。本节按病原微生物分述如下。

一、细菌性脑膜炎

(一)致病微生物

多为脑膜炎奈瑟菌、流感嗜血杆菌、肺炎链球菌、结核分枝杆菌等。

(二)临床特点

听力下降多发生于疾病早期,多为双耳受累,单侧者少见,耳聋程度一般较重,甚至全聋,可波及所有频率,常伴有耳鸣,也可出现眩晕、平衡失调等前庭症状。听力可好转也可加重,最后听力水平稳定需在脑膜炎治愈后1年左右才能判定。

(三)防治要点

针对病因选择敏感抗生素是治疗的关键,耳聋一旦发生,康复十分困难,应以预防为主,普及疫苗。

二、流行性腮腺炎

(一)致病微生物

为腮腺炎病毒经呼吸道传染所致。

(二)临床特点

耳聋进展快,常突然发生,以单侧多见,听力损失多为重度、极重度,高频区听力下降明显,亦可为全聋;累及前庭时可出现眩晕。耳聋可发生于腮腺炎早期、中期或晚期，既可与腮腺炎全身症状同时出现，亦可发生于腮腺炎全身症状出现之前或症状减轻之后；无明显症状的"亚临床型"，可表现为突然出现的感音神经性聋。

(三)防治要点

腮腺炎病毒具有强嗜神经性，易造成不可逆的病理变化，对于已发生听力损失者目前无特效治疗，早期注射腮腺炎疫苗是最有效的预防方法。

三、风疹

(一)致病微生物

为风疹病毒感染所致，为最常见的妊娠期致聋原因，经胎盘侵犯胎儿内耳的内淋巴系统。

(二)临床特点

表现为双耳重度感音神经性聋，听力曲线多为平坦型，或中频损伤更重，言语识别率下降；部分患儿言语识别率下降，但纯音听阈可基本正常，提示蜗后病变；部分病例可有内耳畸形，同时伴有其他如眼、心脏、头颅发育畸形及痴呆等表现。

(三)防治要点

对于已发生听力损失者目前无特效治疗，以预防孕期感染为主，若有病史，加强围生期检查，及早发现畸形胎儿，以减少残疾儿出生率。

四、麻疹

(一)致病微生物

为麻疹病毒经呼吸道染所致，如妊娠期感染可经胎盘侵犯胎儿听觉系统。

(二)临床特点

常合并化脓性中耳炎，但化脓性中耳炎并非导致感音神经性聋的主要原因。耳聋多为双侧，亦可单耳受累。耳聋可在出疹前突然发生，轻重程度可不一致，轻者表现为高频听力下降，重者可为全频下降，严重影响平时交流；少数患者可伴有眩晕等前庭症状。

(三)防治要点

对于已发生听力损失者目前无特效治疗，以预防为主。发生麻疹后，要注意防止和及时处理中耳炎，行抗感染治疗和保持分泌物引流通畅。避免并发迷路炎。

五、水痘和带状疱疹

(一)致病微生物

水痘和带状疱疹是由同一 DNA 病毒即水痘-带状疱疹病毒引起的两种不同临床表现的疾病。儿童初次感染引起水痘,少数患者在成人后再发而引起带状疱疹。

(二)临床特点

耳聋常发生于水痘或耳部疱疹出现以后,多为同侧,程度不等,常伴有耳鸣,亦可出现眩晕、恶心、呕吐等前庭症状,听力一般可恢复,少数可出现不可逆的感音神经性聋。

(三)防治要点

早期应用类固醇激素及抗病毒药预后较好。预防可接种水痘减毒活疫苗,必要时可注射水痘-带状疱疹免疫球蛋白,可降低发病率,减轻病情。

六、梅毒

(一)致病微生物

为梅毒螺旋体所致的性传播疾病,母体感染后可经胎盘垂直传播引起胎儿先天性梅毒。

(二)临床特点

先天性梅毒所致耳聋可见于任何年龄,以青少年多见。其耳聋程度与发病年龄有关,发病早者常为双侧突发性听力下降,程度一般较重,常伴有前庭症状,年龄较小发病者常有听力言语障碍;较晚发病者,耳聋可为突发或呈波动性或进行性加重,可伴有发作性耳鸣和眩晕,早期听力损失主要在低频区,晚期呈平坦型,言语识别率下降,前庭功能低下,需与梅尼埃病鉴别。

后天性梅毒二期和三期所致耳聋一般仅侵犯一侧,轻重程度不等,因其可同时侵犯耳郭、中耳、乳突和岩骨,耳聋可表现为感音神经性或混合性聋。血清学检查可协助诊断。

(三)防治要点

梅毒螺旋体对青霉素敏感,需要按梅毒规范治疗,病程第 1 周可同时使用较大剂量口服激素,如听力损失再发,可使用小剂量维持。

七、伤寒

(一)致病微生物

为伤寒沙门菌感染所致,经消化道传播。

(二)临床特点

耳聋常发生于病程第 2、3 周,缓起或突发,可侵犯前庭,部分为可逆性,但亦有不能恢复或继续加重以致全聋者。

(三)防治要点

针对原发病选择敏感抗生素治疗,同时对症支持治疗帮助清除毒素及保护神经组织。

八、疟疾

(一)致病微生物

为疟原虫感染所致,由按蚊或输入含疟原虫滋养体的血液传播。

(二)临床特点

疟疾所致耳聋为双侧性,病情发作期加重,间歇期缓解,治愈后多能恢复,少数遗留高频听力下降,一般不发生全聋。

(三)防治要点

针对原发病选择敏感抗疟药,需注意奎宁具有明显耳毒性,青蒿素耳毒性较轻。

九、其他

其他如乙型溶血性链球菌、白喉杆菌、布鲁杆菌、支原体、衣原体、立克次体等均可侵犯内耳或听神经造成听力下降,但多数为轻中度损伤,只要采取适当的治疗或对症处理,在疾病治愈后,听力可获得不同程度或完全恢复。

第四节 老 年 性 聋

老年性聋是听觉系统退行性变而引起的耳聋或者是指在老年人中出现的非其他原因引起的耳聋,是人体衰老过程中出现听觉系统的功能障碍。

一、临床分类

(一)病因分类

自然衰老、遗传因素和外界环境的影响。

1.自然衰老

中枢和外周听觉系统的组织、细胞随着机体的老化出现衰老,影响了细胞的正常功能。

2.遗传因素与基因突变

老年性聋的发病年龄及发展速度与遗传因素有关。据估计,40%~50%的老年性聋与遗传有关。近年来的研究发现,人类 $mtDNA$ 4977 缺失突变,大鼠 $mtDNA$ 4834 缺失突变与老年性聋的发生有关。

3.外界环境的影响

噪声、耳毒性药物或化学试剂、乙醇、血管病变及感染等外在环境因素对老年性聋的发生具有不同程度的影响。近年来研究发现,长期高脂饮食可导致大鼠听功能的损害,并且加重 D-半乳糖诱导的老化大鼠内耳氧化性应激、线粒体损伤和凋亡。

(二)病理分型

感音性老年性聋、神经性老年性聋、血管性老年性聋、耳蜗传导性老年性聋、混合型老年性聋、中间型老年性聋。

1.感音性老年性聋

感音性老年性聋以内、外毛细胞和与其相联系的神经纤维萎缩、消失为主要特点。纯音听阈主要表现为高频陡降型,早期低频听力正常。

2.神经性老年性聋

神经性老年性聋耳蜗螺旋神经节细胞和神经纤维退行性变。临床表现为在纯音听阈的所有频率均出现提高的基础上,高频听力受损较重,言语识别能力下降,且与纯音听阈变化程度不一致。

3.血管性老年性聋

血管性老年性聋又称代谢性老年性聋。耳蜗血管纹萎缩。纯音听阈曲线呈平坦型,言语识别率可正常。

4.耳蜗传导性老年性聋

耳蜗传导性老年性聋又称机械性老年性聋。耳蜗基底膜增厚、透明变性、弹性纤维减少。纯音听阈为以高频听力下降为主的缓降型。

5.混合型老年性聋

累及上述 4 种经典分型的 2 个以上病理改变为特征。

6.中间型老年性聋

缺乏光镜下的病理改变但存在耳蜗亚显微结构改变。

二、诊断要点

(一)症状与体征

1.听力下降

不明原因的且进行性加重的双侧感音神经性聋,但进展速度缓慢。听力损失多以高频听力下降为主,言语识别能力明显降低。

2.耳鸣

多伴有不同程度的耳鸣。耳鸣多为高调性,如蝉鸣、哨声、汽笛声等,也可为多种声音混合或搏动性耳鸣。早期为间歇性,以后逐渐加重,后期为持续性耳鸣。

3.其他症状

由于听力下降及言语识别能力的降低,可导致患者出现孤独、抑郁、反应迟钝等精神症状。

4.鼓膜查体

无特征性改变,可有鼓膜混浊、钙化斑、萎缩性瘢痕,以及鼓膜内陷等改变。

(二)特殊检查

1.纯音听阈

以感音神经性聋为主,部分可伴有传导性聋。纯音听阈常见陡降型、缓降型、平坦型,也可见盆型、马鞍型、轻度上升型等。

2.言语测试

多有言语识别率降低,且与纯音听力下降的程度不一致。

3.阈上功能试验

重振试验可阳性,短增量敏感指数试验可正常或轻度增高。

4.扩展高频测听

可发现听觉老化的早期改变。

5.耳声发射

可早期发现老化过程中耳蜗的损伤,有助于鉴别耳蜗性和蜗后性老年性聋。

6.DPOAE

测试外毛细胞功能,联合听性脑干反应测试了解内毛细胞和听神经功能。

7.中枢听觉功能测试

如双耳聆听测试和听性脑干反应测试。

三、鉴别诊断

排除其他疾病:如药物中毒性聋、噪声性听力损伤、梅尼埃病、耳硬化症、鼓室硬化、中耳粘连、听神经瘤、高脂血症、糖尿病,以及自身免疫性感音神经性聋、遗传性进行性感音神经性聋等。

四、治疗要点

(一)药物治疗

衰老是一种自然规律,目前尚无有效的药物可以逆转这一过程。可给予营养神经和改善微循环的药物试图延缓衰老。

(二)佩戴助听器

建议早期佩戴助听器。老年人的言语识别能力差可能与中枢听觉系统功能障碍及患者的认知能力下降相关,因此,早期佩戴助听器可尽早保护患者的言语识别功能。此外,应告知患者家属,与患者交流时言语应尽量缓慢而清晰,必要时可借助于面部表情和手势,帮助患者了解语意。可考虑人工耳蜗植入术、骨锚助听器、听觉辅助技术等。

五、预后及预防

(1)延缓听觉系统的退行性变,如注意饮食卫生,减少脂类食物,戒除烟酒,降低血脂,防治心血管疾病。

(2)避免长时间接触噪声。

(3)避免应用耳毒性药物。

(4)注意劳逸结合,保持心情舒畅;适当的体育锻炼。

(5)改善脑部及内耳的血液循环等。

第五节　特发性突聋

突然发生的听力损失称为突聋,这种耳聋大多为感音神经性。许多疾病都可以引起突聋。特发性突聋则是指突然发生的、原因不明的感音神经性听力损失，患者的听力一般在数分钟或数小时内下降至最低点，少数患者可在 3 天以内；可同时或先后伴有耳鸣及眩晕；除第Ⅷ对脑神经外，无其他脑神经症状。目前，临床上多将这种特发性突聋称为"突发性聋"。由迷路（内耳）窗膜破裂引起的突聋已作为一个单独的疾病，不再包括在"突发性聋"之内。

一、病因

病因未明。主要的学说有如下两种。

(一)病毒感染学说

据临床观察，不少患者在发病前曾有感冒史；不少有关病毒的血清学检查报告和病毒分离结果也支持这一学说。据认为，许多病毒都可能与本病有关，如腮腺炎病毒、巨细胞病毒、疱疹病毒、水痘-带状疱疹病毒、流感病毒、副流感病毒、鼻病毒、腺病毒Ⅲ型、EB病毒、柯萨奇病毒等。Cummis 等(1990)报告了对西非突聋患者血清学的调查结果，仍认为病毒感染是这种突聋的病因。从患者外淋巴液中分离出腮腺炎病毒，从脑脊液中发现疱疹病毒，以及不少患者血清中巨细胞病毒抗体滴度升高，疱疹病毒合并其他病毒的抗体滴度升高(Wilson,1986)等，都提示了病毒感染与本病的病因学关系。支持这一学说的另一资料是颞骨的病理组织学研究结果：Schuknecht 等(1986)研究了 12 例特发性突聋患者的死后颞骨组织病理，发现其病理变化与过去所见的病毒性迷路炎相似。Yoon 等(1990)观察了 8 例耳死后的颞骨病理变化，发现内耳最普遍的病变为螺旋器萎缩和耳蜗神经元缺失。提示特发性突聋的病因可能为病毒所引起的急性耳蜗炎或急性耳蜗前庭迷路炎。Schknecht(1985)认为，除 Ramsay Hunt 综合征外，病毒性耳蜗神经炎是很少见的。

(二)内耳供血障碍学说

内耳的血液供应来自迷路动脉。迷路动脉从椎-基底动脉的分支——小脑下后动脉或小脑下前动脉或直接从基底动脉分出。迷路动脉虽然可以通过鼓岬和骨半规管上的裂隙与颈内、颈外动脉的分支相交通，但是这些吻合支均甚纤细，所以迷路动脉基本上是供应内耳血液的唯一动脉。加之椎-基底动脉-迷路动脉系统常常出现解剖变异，这就更增加了内耳供血系统的脆弱性。内耳微循环的调控机制目前尚未完全阐明，现已知，它除受自主神经系统及局部调控机制的影响外，也受血压和血流动力学的影响。不少学者证实，来自颈神经节和胸神经节的交感神经节后纤维沿血管（颈内动脉、颈外动脉和椎-基底动脉）周围神经丛,并沿鼓丛神经、第Ⅶ、Ⅷ、Ⅹ对脑神经耳支的周围行走,进入耳蜗后,循螺旋蜗轴动脉及其分支伸抵放射状动脉的起始段。而螺旋韧带、血管纹、螺旋缘及基底膜处的小血管则无肾上腺素能神经支配。内耳供血障碍学说认为,特发性突聋可因血栓或栓塞形成、出血、血管痉挛等引起。

不少学者认为,中老年人,特别是合并动脉硬化、高血压者,可因迷路动脉的某一终末支出现血栓或栓塞形成而导致突聋。年轻人于头颅外伤后,亦可因脂肪栓塞而引起突聋。文献中曾报告 1 例 29 岁男性病例,于头颅外伤后尿中出现脂肪滴及眼底病变,3 天后发生突聋。此外尚有关于潜水工人因内耳空气栓塞而引起突聋的报告。动物实验也证明,心内注射微球后,在蜗轴、血管纹和螺旋韧带等处可见栓塞形成。Sheehy 于 1960 年曾提出血管痉挛学说,认为由于各种原因(如受寒、受热、焦虑等)可引起自主神经功能紊乱,以致血管痉挛、组织缺氧、水肿、血管内膜肿胀、进一步导致局部血流减慢、淤滞,内耳终器终因缺血、缺氧而遭到损害。尚有报告特发性突聋患者血液中血小板的黏滞性及凝集性增高。由于内耳小动脉有迂曲盘绕行走的特点,在正常情况下,此处的血流速度比较缓慢,若血液的黏滞度增高,则在此发生血小板沉积、黏附、聚集,甚至血栓形成的可能性就会增大。动物实验发现,内耳缺血持续 6 秒钟,耳蜗电位即消失,而缺血达 30 分钟后,即使血液供应恢复,电位已发生不可逆的变化。

临床上不少患者用血管扩张剂或抗凝剂或溶栓剂治疗后,病情得到缓解,也可作为这一学说的旁证。再者,病毒感染也可通过影响局部的微循环而损害内耳:如病毒与红细胞接触引起血细胞黏集;内耳的血管内膜因感染而发生水肿,造成管腔狭窄或闭塞;病毒感染使血液处于高凝血状态,容易形成血栓等。此外,血压过低也是导致内耳供血不足的原因之一,Plath(1977)发现,不少突聋患者的血压较低。动物实验也证明,主动脉的血压和耳蜗的氧分压之间有密切关系。

二、症状

本病多见于中年人,男女两性的发病率无明显差异。病前大多无明显的全身不适感,但多数患者有过度劳累、精神抑郁、焦虑状态、情绪激动、受凉或感冒史。患者一般均能回忆发病的准确时间(某月某日某时)、地点及当时从事的活动,约 1/3 患者在清晨起床后发病。

(一)听力下降

听力下降可为首发症状。听力一般在数分钟或数小时内下降至最低点,少数患者听力下降较为缓慢,在 3 天以内方达到最低点。听力损失为感音神经性。

轻者在相邻的 3 个频率内听力下降达 30 dB 以上；而多数则为中度或重度耳聋。如眩晕为首发症状，患者由于严重的眩晕和耳鸣，耳聋可被忽视，待眩晕减轻后，方始发现患耳已聋。

（二）耳鸣

可为始发症状。患者突然发生一侧耳鸣，音调很高，同时或相继出现听力迅速下降。经治疗后，多数患者听力虽可提高，但耳鸣长期不消失。

（三）眩晕

约半数患者在听力下降前或听力下降发生后出现眩晕。这种眩晕多为旋转性眩晕，少数为颠簸、不稳感，大多伴有恶心、呕吐、出冷汗、卧床不起。以眩晕为首发症状者，常于夜间睡眠之中突然发生。与梅尼埃病不同，本病无眩晕反复发作史。

（四）其他

部分患者有患耳内堵塞、压迫感，以及耳周麻木或沉重感。

多数患者单耳发病，极少数可同时或先后相继侵犯两耳。

三、检查

（一）一般检查

外耳道，鼓膜无明显病变。

（二）听力测试

纯音听阈测试：纯音听力曲线示感音神经性聋，大多为中度或重度聋。可以高频下降为主的下降型（陡降型或缓降型），或以低频下降为主的上升型，也可呈平坦型曲线。听力损失严重者可出现岛状曲线。

重振试验阳性，自描听力曲线多为Ⅱ型或Ⅲ型。

声导抗测试：鼓室导抗图正常。镫骨肌反射阈降低，无病理性衰减。

耳蜗电图及听性脑干诱发电位示耳蜗损害。

（三）前庭功能试验

本检查一般在眩晕缓解后进行。前庭功能正常或明显降低。

（四）瘘管试验

瘘管试验（Hennebert 征，Tullio 试验），阴性。

（五）实验室检查

血、尿常规，血液流变学等。

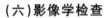

(六)影像学检查

内耳道脑池造影、CT、MRI(必要时增强)示内耳道及颅脑无病变。

四、诊断及鉴别诊断

只有在排除了由其他疾病引起的突聋后,本病的诊断方可成立,如听神经瘤、梅尼埃病、窗膜破裂、耳毒性药物中毒、脑血管意外、化脓性迷路炎、大前庭水管综合征、梅毒、多发性硬化、血液或血管疾病、自身免疫性内耳病等。

听神经瘤可能由于肿瘤出血、周围组织水肿等而压迫耳蜗神经,引起神经传导阻滞;或因肿瘤压迫动脉,导致耳蜗急性缺血,故可引起突发性感音神经性聋。据文献报告,其发生率为 $10\% \sim 26\%$ 不等。应注意鉴别。

艾滋病患者发生突聋者已有报告,突聋也可为艾滋病的首发症状,两者之间的关系尚不明了。由于艾滋病可以合并中枢神经系统的感染、肿瘤,以及血管病变等,如这些病变发生于听系、脑干等处,则可发生突聋。此外,艾滋病患者在治疗中如使用耳毒性药物,也可引起突聋。

少数分泌性中耳炎患者也可主诉突聋,鼓膜像和听力检查结果可资鉴别。反之,临床上也有将特发性突聋误诊为分泌性中耳炎者,这种错误并不罕见。

由于本病容易发生误诊,为慎重起见,建议对特发性突聋患者进行 $6 \sim 12$ 个月的随诊观察,以了解听力的变化情况,病情的转归,进一步排除其他疾病。

五、治疗

本病虽有自愈倾向,但切不可因此等待观望或放弃治疗。前已述及,治疗开始的早晚和预后有一定的关系,因此,应当尽一切可能争取早期治疗。治疗一般可在初步筛查后(一般在 24 小时内完成)立即开始。然后在治疗过程中再同时进行其他的(如影像学)检查。

(一)10%右旋糖酐-40

500 mL,静脉滴注,$3 \sim 5$ 天。可增加血容量,降低血液黏稠度,改善内耳的微循环。合并心力衰竭及出血性疾病者禁用。

(二)血管扩张药

血管扩张药种类较多,可选择以下 1 种,最多不超过 2 种。

1.钙离子通道阻滞剂

如尼莫地平 $30 \sim 60$ mg,$2 \sim 3$ 次/天;或氟桂利嗪 5 mg,1 次/天。钙离子通道阻滞剂具有扩张血管、降低血黏度、抗血小板聚集、改善内耳微循环的作用。

注意仅能选其中 1 种应用。

2.组胺衍生物

如倍他啶 4～8 mg,3 次/天;或敏使朗 6～12 mg,3 次/天。

许多实验证明,烟酸对内耳血管无扩张作用。

(三)糖皮质激素

可用地塞米松 10 mg,静脉滴注,1 次/天,3 天,以后逐渐减量。Hughes 推荐的治疗方案:1 mg/(kg·d),5 天后逐渐减量,疗程至少 10 天。对包括糖皮质激素在内的全身药物治疗无效者,或全身应用糖皮质激素禁忌者,有报告采用经鼓室蜗窗给地塞米松治疗而在部分病例取得较好疗效者。因为蜗窗投药可避开位于血管纹和螺旋韧带处的血迷路屏障,使内、外淋巴液中的药物有较高的浓度,药物的靶定位性好,而且不存在全身用药的不良反应。糖皮质激素应用于本病是由于它的免疫抑制作用,大剂量可扩张血管,改善微循环,并可抗炎、抗病毒感染。但在疾病早期用药效果较好。

(四)溶栓、抗凝药

当血液流变学检查表明血液黏滞度增高时,可选用以下 1 种。

(1)东菱迪芙(巴曲酶)5 U 溶于 200 mL 生理盐水中,静脉滴注,隔天 1 次,共 5～9 次,首剂巴曲酶用量加倍。

(2)腹蛇抗栓酶 0.5～1 U,静脉滴注,1 次/天。

(3)尿激酶 0.5 万～2 万单位,静脉滴注,1 次/天。

其他尚有链激酶。用药期间应密切观察有无出血情况,如有出血倾向,应立即停药。如有任何出血性疾病或容易引起出血的疾病,严重高血压和肝、肾功能不全,妇女经期,手术后患者等忌用。

(五)维生素

可用维生素 B_1 100 mg,肌内注射,1 次/天,或口服 20 mg,3 次/天。维生素 E 50 mg,3 次/天。维生素 B_6 10 mg,3 次/天。或施尔康 1 片,1 次/天。

(六)改善内耳代谢的药物

都可喜 1 片,2 次/天。吡拉西坦 0.8～1.6 g,3 次/天。三磷酸腺苷 20 mg,3 次/天。辅酶 A 50～100 U,加入液体中静脉滴注。或腺苷辅酶 B_{12} 口服。

(七)星状神经节封闭

方法:患者仰卧,肩下垫枕,头后伸。首先对第 7 颈椎横突进行定位;第 7 颈椎横突的位置相当于颈前体表面中线外 2 横指和胸骨上切迹上方 2 横指之交界处。在此交界处之上方,即为进针点,从此处可触及第 6 颈椎横突。注射时用左手中指和示指从同侧胸锁乳突肌前缘将胸锁乳突肌和颈动脉向外牵移,即将注射针头刺入进针点之皮肤(图 3-1),向皮内注射少许 2％利多卡因后,再进针约 0.3 cm,回抽之。若无空气,则可继续进针,直达颈椎横突,然后略向后退少许,注入 2％利多卡因 2 mL,观察 15～30 秒。若无特殊不适,则可将剩余 4～6 mL 的 2％利多卡因注入。如注射部位准确,则患侧迅速出现霍纳征(瞳孔缩小,上睑下垂,结膜充血)。除治疗突聋外,本方法亦有用于治疗梅尼埃病者。由于本术可引起气胸、迷走神经或喉返神经麻痹、食管损伤、脑部空气栓塞等并发症,故应谨慎行之。以上治疗无效者,可选佩戴助听器。

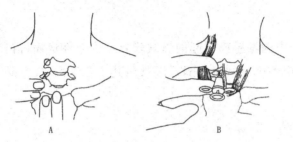

图 3-1 星状神经节封闭
A.定位;B.进针

六、预后

本病有自愈的倾向。国外报告,有 50％～60％的病例在发病的 15 天以内,其听力可自行得到程度不等的恢复。据观察,虽然确有一些病例可以自愈,但其百分率远无如此之高,许多患者将成为永久性聋。伴有眩晕者,特别是初诊时出现自发性眼震者,其听力恢复的百分率较不伴眩晕者低。耳鸣的有无与听力是否恢复无明显关系。听力损失严重者,预后较差;听力曲线呈陡降型者较上升型者预后差。治疗开始的时间对预后也有一定的影响。一般在 7～10 天以内开始治疗者,效果较好。老年人的治疗效果较青、中年人差。

据报告,有个别病例于突聋后数年出现发作性眩晕,其中有些病例在突聋发生时甚至无任何前庭症状(迟发性膜迷路积水)。目前尚不了解两者间的关系。这些病例最终大多需要做前庭神经切除术。

第四章

鼻腔炎性疾病

第一节 急性鼻炎

急性鼻炎是由病毒感染引起的鼻黏膜急性炎症性疾病,俗称"伤风""感冒"。四季均可发病,但冬季更常见。病毒感染是其主要病因,或在病毒感染的基础上继发细菌感染。

一、诊断要点

整个病程可分为3期。

(一)前驱期

数小时或1~2天,鼻内有干燥、灼热感,患者畏寒、全身不适。鼻黏膜充血,干燥。

(二)卡他期

2~7天,此期出现鼻塞,逐渐加重,频频打喷嚏,流清水样涕伴嗅觉减退。同时全身症状达到高峰,如发热、倦怠、食欲缺乏及头痛。鼻黏膜弥散性充血肿胀,总鼻道或鼻腔底见水样或黏液性分泌物。

(三)恢复期

清鼻涕减少,逐渐变为黏液脓性。全身症状逐渐减轻,如无并发症,7~10天可痊愈。

二、药物治疗

(一)全身治疗

(1)若出现发热症状,需退热缩短病程,可用生姜、红糖、葱白煎水热服或口服解热镇痛药对乙酰氨基酚等。

(2)若合并细菌感染或疑有并发症时可全身应用抗生素。

(3)中医中药治疗也有较好疗效,如香菊胶囊等。

(二)局部治疗

可用 1％麻黄碱(小儿用 0.5％)滴鼻液滴鼻。

(三)中医中药治疗

由于风寒化热、胆火上攻引起的鼻塞欠通,鼻渊头痛的急性鼻炎、急性鼻窦炎,可采用藿胆丸治疗。

三、注意事项

1％麻黄碱滴鼻液连续应用不宜超过 3 天,否则可产生"反跳"现象,出现更为严重的鼻塞。

第二节　慢 性 鼻 炎

慢性鼻炎是鼻黏膜及黏膜下层的慢性炎症。主要特点是鼻腔黏膜肿胀,分泌物增加。病程持续 3 个月以上或反复发作,迁延不愈。慢性鼻炎患者常伴有不同程度的鼻窦炎。

一、临床表现

(1)鼻塞早期表现为间歇性和交替性。晚期较重,多为持续性,出现闭塞性鼻音,嗅觉减退。

(2)流涕早期鼻分泌物主要为黏膜腺体分泌物,为黏液性。晚期的鼻分泌物可表现为黏液性或黏脓性,不易擤出。

(3)如下鼻甲后端肥大压迫咽鼓管咽口,可有耳鸣、听力减退。下鼻甲前端肥大,可阻塞鼻泪管开口,引起溢泪。

(4)长期张口呼吸及鼻腔分泌物的刺激,易引起慢性咽喉炎。

(5)头痛、头昏、失眠、精神萎靡等。

二、诊断

根据症状、鼻镜检查及鼻黏膜对麻黄碱等药物反应不良,诊断多无困难。但应注意与结构性鼻炎鉴别。

三、治疗

(1)局部治疗:①局部糖皮质激素鼻喷剂为一线主体治疗药物。②只有在慢性鼻炎伴发急性感染时才可使用减充血剂滴鼻,1~2次/天。注意,此类药物长期使用可引起药物性鼻炎。③鼻腔生理盐水冲洗。

(2)如果炎症比较明显并伴有较多的分泌物倒流,可口服小剂量大环内酯类抗生素。

(3)手术治疗:药物及其他治疗无效并伴有明显的持续性鼻阻塞症状者,可行手术治疗。

第三节　萎缩性鼻炎

一、概述

萎缩性鼻炎是一种以鼻腔黏膜、骨膜及骨质萎缩退行性变为其组织病理学特征的慢性炎症。发展缓慢,病程长。多发于青壮年,青春期开始,女性多见,体质瘦弱者较健壮者多见。本病特征为鼻黏膜萎缩、嗅觉减退或消失和鼻腔多量结痂形成,严重者鼻甲骨膜和固执亦发生萎缩。黏膜萎缩性改变可向下发展,延伸到鼻咽、口咽、喉咽等黏膜。本病在发达国家日益少见,发展中国家的发病率仍然较高。在我国,发病率出现逐年下降趋势,但在贫困的山区和边远地区仍相对较高,可能与营养不良、内分泌紊乱、不良卫生和生活习惯有关。

病因分原发性和继发性两种。前者病因目前仍不十分清楚,后者病因则明确。

(一)原发性

多数学者认为本病是某些全身性慢性疾病的鼻部表现,如内分泌紊乱、自主神经功能失调、维生素缺乏(如维生素 A、B 族维生素、维生素 D、维生素 E)、遗传因素、血中胆固醇含量偏低等。细菌如臭鼻杆菌、类白喉杆菌等虽不是致病菌,但却是引起继续感染的病原菌。近年研究发现,本病与微量元素缺乏或不平衡有关,免疫学研究则发现本病患者大多有免疫功能紊乱,组织化学研究发现鼻黏膜乳酸脱氢酶含量降低,故有学者提出本病可能是一种自身免疫性疾病。

(二)继发性

目前已明确本病可继发于以下疾病和情况:①慢性鼻炎、慢性鼻窦炎的脓性分泌物长期刺激鼻黏膜;②高浓度有害粉尘、气体对鼻腔的持续刺激;③多次或不适当鼻腔手术致鼻腔黏膜广泛损伤(如下鼻甲过度切除);④特殊传染病如结核、梅毒和麻风对鼻腔黏膜的损害。

二、临床表现及临床处理

(一)临床表现

1.症状

(1)鼻和鼻咽部干燥感:因鼻黏膜腺体萎缩、分泌减少或因鼻塞长期张口呼吸所致。

(2)鼻塞:为鼻腔内大量浓稠分泌物及痂皮阻塞所致,或因鼻黏膜感觉神经性萎缩、感觉迟钝,鼻腔虽然通气,但患者自我感到"鼻塞"。

(3)鼻出血:鼻黏膜萎缩变薄、干燥、挖鼻孔和用力擤鼻致毛细血管破裂所致。一般这种出血量不多。

(4)嗅觉丧失:嗅区黏膜和嗅神经末梢萎缩嗅神经冲动不能传到嗅觉中枢所致,或由于鼻腔脓性痂皮堵塞,空气中的含嗅微粒不能到达嗅区,因此不能产生嗅觉。

(5)呼吸恶臭:严重者多有呼吸特殊腐烂臭味。呼吸恶臭是脓痂之蛋白质腐败分解和臭鼻杆菌的繁殖生长产生。本人由于嗅觉减退闻不到臭味,但与其接触者,极容易闻到,又称"臭鼻症"。

(6)头痛、头昏:鼻黏膜萎缩后,调温保湿功能减退或缺失,吸入冷空气刺激或脓痂压迫引起。多表现为前额、颞侧或枕部头痛。

2.检查

(1)外鼻:鼻梁宽平如鞍状塌鼻。因多自幼发病,影响外鼻发育。

(2)鼻腔检查:鼻黏膜干燥,鼻腔宽大,鼻甲缩小(尤其下鼻甲为甚),鼻腔内大量脓痂充塞,黄色或黄绿色并有恶臭。若病变发展至鼻咽、口咽和喉咽部,亦可见同样表现。

(3)X线检查:在一些患者可见鼻窦炎的表现,鼻腔外侧壁可增厚,鼻中隔软骨可骨化。

(二)临床处理

1.药物治疗

(1)内分泌疗法:因已烯雌酚可以使黏膜发生充血、增厚,故用来治疗萎缩性鼻炎。用雌激素喷雾鼻腔,可以使痂皮减少。也有人认为萎缩性鼻炎与脑垂体功能减退有关,故以维生素 E 刺激脑垂体,收到一定的治疗效果。

(2)维生素疗法:维生素 A 能帮助上皮修复,当维生素不足时,引起上皮萎缩,抵抗力降低。因此有人用维生素 A 治疗萎缩性鼻炎,取得较好的效果。剂量为 50 000 U,口服,每天 1 次,或者鼻黏膜下注射,每周 1 次。维生素 B_2 能促进细胞的新陈代谢。可用维生素 B_2 口服,每天 15～30 mg。

(3)抗生素疗法:萎缩性鼻炎的患者其分泌物中含有大量的革兰氏阴性杆菌,链霉素对它有抑制作用。另外,氯霉素、金霉素、杆菌肽等也可以收到一定效果,可局部酌情使用。

(4)鼻内用药:①应用 1%复方薄荷樟脑液状石蜡、清鱼肝油等滴鼻剂滴鼻,以润滑黏膜、促进黏膜血液循环和软化血管脓痂便于擤出;②1%链霉素滴鼻以抑制细菌生长,减少炎性糜烂和利于上皮生长;③1%新斯的明涂抹黏膜,可促进鼻黏膜血管扩张;④0.5%雌二醇或已烯雌酚油剂滴鼻,可减少痂皮、减轻臭味;⑤50%葡萄糖滴鼻,可具有刺激黏膜腺体分泌的作用。

2.手术治疗

主要目的是缩小鼻腔,以减少鼻腔通气量、降低鼻黏膜水分蒸发、减轻黏膜干燥及结痂形成。主要方法:①鼻腔外侧壁内移加固定术;②前鼻孔闭合术,两侧可分期或同期进行,1～5 年鼻黏膜基本恢复正常后重新开放前鼻孔;③鼻腔缩窄术:鼻内孔向后的黏膜下埋藏人工生物陶瓷、人工骨、自体骨或软骨、硅橡胶等,也可采用转移颊肌瓣埋藏方法,缩窄鼻腔;④腮腺导管移植术:将腮腺导管移植于上颌窦内,使唾液直接或间接通过鼻腔湿润黏膜,减少干燥,使鼻腔分泌物容易排出。

三、康复评定

(一)身体结构与身体功能

早期鼻黏膜仅呈慢性炎症改变,继而发展为进行性萎缩。表现为上皮变性、萎缩,黏膜和骨质血管逐渐发生闭塞性动脉内膜炎和海绵状静脉丛炎,血管壁结缔组织增生肥厚,血管腔缩小或闭塞。血液供应不良进一步导致黏膜、腺体、骨膜和骨质萎缩、纤维化,以及黏膜上皮鳞状化生,甚至蝶腭神经节亦发生纤维变性。

(二)活动能力

身体活动无影响。

(三)参与

症状严重者社交困难、就业困难、经济困难。

四、康复治疗

(一)鼻腔冲洗

用专用的鼻腔冲洗瓶或 20 mL 注射器装温生理盐水或 1∶(2 000～5 000)高锰酸钾溶液,冲洗鼻腔1～2次/天。旨在清洁鼻腔、去除脓痂和臭味。

(二)离子透入疗法

离子透入疗法是利用电离将药物导入的治疗方法,在临床上有一定的治疗作用。方法是将药物碘化钾用纱条浸湿塞入鼻腔,将一端电极包埋于浸有药物的敷料内,另一端电极放于身体的其他部位,接通电源将药物导入。

五、预后及健康教育

加强营养,改善环境及个人卫生。补充维生素 A、B 族维生素、维生素 C、维生素 D、维生素 E,特别是维生素 B_2、维生素 C、维生素 E,以保护黏膜上皮,增加结缔组织抗感染能力,促进组织细胞代谢,扩张血管和改善鼻黏膜血液循环。此外,补充铁、锌等制剂可能对本病有一定预防和治疗作用。

第四节　干燥性鼻炎

干燥性鼻炎以鼻黏膜干燥,分泌物减少,但无鼻黏膜和鼻甲萎缩为特征的慢性鼻病。有学者认为干燥性鼻炎是萎缩性鼻炎的早期表现。但多数学者认为二者虽临床表现有相似之处,但是不同的疾病,多数干燥性鼻炎并非终将发展为萎缩性鼻炎。

一、病因

不明,可能与全身状况、外界气候、环境状况等有关。

(1)气候干燥、高温或寒冷,温差大的地区,易发生干燥性鼻炎,如我国北方,特别是西北地区,气候十分干燥,风沙和扬尘频繁,人群发病率很高。

(2)工作及生活环境污染严重,如环境空气中含有较多粉尘,长期持续高温环境下工作,好发本病。大量吸烟亦易发病。

(3)全身慢性病患者易患此病如消化不良、贫血、肾炎、便秘等。

(4)维生素缺乏如维生素 A 缺乏,黏膜上皮发生退行性病变、腺体分泌减少。维生素 B_2 缺乏可导致上皮细胞新陈代谢障碍,黏膜抵抗力减弱,易诱发本病。

二、病理

鼻腔前段黏膜干燥变薄,上皮细胞纤毛脱落消失,甚至退化变性,由假复层柱状纤毛上皮变成立方或鳞状上皮。基底膜变厚,含有大量胶质,黏膜固有层内纤维组织增生,并有炎性细胞浸润。腺体及杯形细胞退化萎缩。黏膜表层可有溃疡形成,大小、深度可不一。但鼻腔后部的黏膜及鼻甲没有萎缩。

三、临床表现

中青年多见,无明显性别差异。

(一)鼻干燥感

鼻干燥感为本病的主要症状。鼻涕少,黏稠不易排出,形成痂块或血痂。少数患者可以出现鼻咽部和咽部干燥感。

(二)鼻出血

由于鼻黏膜干燥,黏膜毛细血管脆裂,极小的损伤也可引起鼻出血,如擤鼻、咳嗽、打喷嚏等。

(三)鼻腔刺痒感

患者常喜揉鼻、挖鼻、擤鼻以去除鼻内的干痂。

(四)检查

鼻黏膜干燥、充血,呈灰白色或暗红色,失去正常的光泽。其上常有干燥、黏稠的分泌物、痂皮或血痂。有时黏膜表面糜烂,出现溃疡,黏膜病变以鼻腔前段最为明显。少数溃疡深,累及软骨,可发生鼻中隔穿孔。

四、诊断及鉴别诊断

诊断不难,根据症状和鼻腔检查可明确,但需与萎缩性鼻炎、干燥综合征等鉴别。

（1）萎缩性鼻炎以鼻黏膜及鼻甲的萎缩为病变特征,鼻腔宽大,下鼻甲萎缩。晚期鼻内痂块极多,可呈筒状,味臭。嗅觉障碍常见。本病仅为鼻黏膜干燥而无鼻黏膜和鼻甲的萎缩,无嗅觉减退。

（2）干燥综合征除了鼻干外,其他有黏膜的地方也会出现干燥的感觉,如眼干、咽干、阴道分泌物减少。同时伴有腮腺肿大,关节肿痛等症状。免疫学检查可确诊。

（3）出现鼻中隔穿孔时,应除外鼻梅毒。鉴别要点:①鼻梅毒患者有梅毒病史或其他梅毒症状;②梅毒侵及骨质,穿孔部位常在鼻中隔骨部,本病鼻中隔穿孔多在软骨部;③梅毒螺旋体血清试验:包括荧光螺旋体抗体吸收试验、梅毒螺旋体微量血凝试验等。试验以梅毒螺旋体表面特异性抗原为抗原,直接测定血清中的抗螺旋体抗体。

五、治疗

（1）根据病因彻底改善工作、生活环境,加强防护。

（2）适当补充各种维生素,如维生素 A、B 族维生素、维生素 C 等。

（3）鼻腔滴用复方薄荷滴鼻剂,液体石蜡、植物油等。

（4）鼻腔涂抹金霉素或红霉素软膏。

（5）每天用生理盐水进行鼻腔冲洗。

（6）桃金娘油 0.3 g,2 次/天。稀释黏液,促进分泌刺激黏膜纤毛运动。

第五节　职业性鼻炎

职业性鼻炎是指由于接触出现在工作环境中的气传颗粒而导致的鼻炎,可为变态反应或理化刺激引起高敏反应。在特定的工作环境下出现的间断或者持续的鼻部症状(如鼻塞、打喷嚏、流鼻涕、鼻痒)和/或鼻部气流受限及鼻分泌物增多,脱离工作环境则不会被激发。根据与工作的关系可分为两种,一种是完全由特定的工作环境引起,一种是既往就有鼻炎,在工作环境下症状加重。职业性鼻炎患者会发展为哮喘的比例尚不明确,但职业性鼻炎的患者出现职业性哮喘的危险性明显增加。

一、病因

病因可包括实验室动物(大鼠、小鼠、豚鼠)、木屑(特别是硬木,如桃花心木、西部红松)、螨虫、乳胶、酶、谷类,以及化学试剂如无水物、胶水、溶剂等。

二、临床表现

(一)病史

病史包括患者有典型的鼻炎症状(如鼻塞、打喷嚏、流鼻涕、鼻痒),与非职业性鼻炎症状类似,IgE介导的职业性鼻炎患者结膜炎症状更明显。症状与工作密切相关,患者在从事目前工作尚未发病时间(潜伏阶段);可能接触的引起或者加重症状的试剂,离开工作后症状缓解的时间(如周末或假期)。

(二)查体

用前鼻镜或者鼻镜检查鼻黏膜,排除其他类型鼻炎或者加重鼻塞的疾病(如鼻中隔偏曲、鼻息肉)。

(三)鼻塞的评估

用鼻阻力测量、鼻声反射、峰流速仪等客观方法评估鼻塞程度,缺点是个体差异大,不能完全依赖检测数据,但在鼻激发后测量数据更有意义。

(四)鼻腔炎症的检测

鼻分泌物检测炎症细胞和介质,鼻腔盥洗和活检的方法并不实用。

非特异性鼻反射检测:用组胺、乙酰胆碱或者冷空气等进行激发试验来检测。

(五)免疫学检测

IgE介导的职业性鼻炎,可用皮肤点刺试验和血清特异性IgE检测,但其敏感性和特异性比鼻激发试验差,无症状的暴露个体可出现阳性结果,如变应原选择合适,阴性结果可除外职业性鼻炎。

(六)鼻激发试验

目前该方法被认为是诊断职业性鼻炎的金标准,鼻激发试验可在实验室进行,也可在工作环境进行,该方法被欧洲变态反应和免疫协会推荐使用,该方法的主要局限性是阳性标准未统一。

三、诊断及鉴别诊断

诊断包括评估患者是否有鼻炎症状、鼻炎症状同工作的关系,需要通过客观方法来证实,因为误诊可能会导致严重的社会和经济问题,诊断步骤包括病史、鼻腔检查、免疫学检测和鼻激发试验。另外关于患者是否累及下呼吸道则需要通过调查问卷、峰流速仪、非特异性的气道反应监测来明确。

四、治疗

治疗目的:减少鼻部症状对患者生活质量的影响及防止发展为哮喘。

(一)环境干预

减少接触致敏试剂是最有效的办法,但这往往意味着更换工作从而产生实际的社会经济问题。

(二)药物治疗

与非职业性变应性鼻炎治疗方法相似,但与避开或者减少接触致敏试剂相比,后者更合适。

(三)免疫治疗

有报道用啮齿动物蛋白、面粉和乳胶等进行免疫治疗控制职业性鼻炎,但其效果仍需更多的研究资料证实。

五、预防

一级预防就是控制工作环境,防止暴露于易致敏的试剂环境,这是防止发展成为职业性鼻炎最有效的方法。二级预防是早期发现职业性鼻炎患者,采取有效措施控制鼻炎的持续时间和严重程度。三级预防仅适用于已确诊患者,因为职业性鼻炎是发展成为职业性哮喘的危险因素,故预防职业性鼻炎也预防了职业性哮喘。

第六节　药物性鼻炎

全身或局部使用药物引起鼻塞的症状时,称为药物性鼻炎。尤其是后者引起的更为常见,故亦称"中毒性鼻炎"。不少患者不经专科医师检查诊治,自行购药治疗,以致滥用滴鼻药造成药物性鼻炎。

一、病因

全身用药引起鼻塞的药物主要有以下几种。①抗高血压药物:如 α 肾上腺素受体阻滞剂(利血平、甲基多巴胺等);②抗交感神经药物;③抗乙酰胆碱酯酶药物:如新斯的明、硫酸甲基噻嗪、羟苯乙胺等可引起鼻黏膜干燥;④避孕药物或使用雌激素替代疗法可引起鼻塞。局部用药主要是长期使用减充血剂,如萘甲唑啉最为常见。临床上药物性鼻炎主要指的是局部用药引起的鼻炎。主要原因是鼻腔黏膜血管长时间收缩造成血管壁缺氧,出现反跳性血管扩张,造成黏膜水肿,从而出现鼻塞的症状。

二、病理

使用血管收缩剂后鼻黏膜小动脉立即收缩,如长期使用此类药物,血管长期收缩可导致小血管壁缺氧,引起反应性血管扩张,腺体分泌增加,鼻黏膜上皮纤毛功能障碍,甚至脱落。黏膜下毛细血管通透性增加,血浆渗出水肿,日久可有淋巴细胞浸润。上述病理改变可于停药后逐渐恢复。镜下可见鼻腔黏膜纤毛脱落,排列紊乱。上皮下层毛细血管增生,血管扩张。有大量炎性细胞浸润。

三、临床表现

长期使用血管收缩剂滴鼻后,药物的疗效越来越差,鼻腔通畅的时间越来越短,鼻塞的症状越来越重。因此患者常自行增加滴药的次数,从而发生恶性循环,称为多用减效现象。多于连续滴药 10 天后症状明显出现。表现为双侧持续性鼻塞,嗅觉减退,鼻腔分泌物增加,并由清涕转为脓涕。常伴有头痛、头晕等症状。检查可见鼻腔黏膜多为急性充血状并且干燥、肿胀。对麻黄碱的收缩反应性明显降低。鼻道狭窄,有大量分泌物。婴幼儿使用萘甲唑啉(滴鼻净)可引起面色苍白、血压下降、心动过缓、昏迷不醒甚至呼吸困难等中毒现象。

四、诊断及鉴别诊断

本病的临床表现与肥厚性鼻炎非常相似。要仔细询问全身以及局部用药史,以及使用时间,对 1%麻黄素棉片的收缩反应性差。

五、治疗

(1)确诊后立即停用血管收缩剂,可改用生理盐水滴鼻。

(2)局部用糖皮质激素鼻喷剂:如二丙酸倍氯米松气雾剂、布地奈德气雾剂等。

(3)三磷酸腺苷 40 mg,2~3 次/天,口服。

（4）也可行下鼻甲封闭，如 0.5％普鲁卡因 2 mL＋醋酸考地松 0.5 mL 双下鼻甲黏膜下封闭。

六、预防

尽量少用或不用鼻腔血管收缩剂。如果必须使用，使用时间最好不要超过 10 天。用药期内大量服用维生素 C。婴幼儿、新生儿应禁用此类药物。

第七节　血管运动性鼻炎

血管运动性鼻炎又称血管舒缩性鼻炎。其发病机制复杂，许多环节尚不清楚，确诊困难。因发现与自主神经功能紊乱有关，亦有人称其为自主神经性鼻炎；又因对某些刺激因子的反应过于强烈，也有人称其为高反应性鼻病。其症状与变应性鼻炎及非变应性鼻炎伴嗜酸性粒细胞增多综合征相似，治疗亦大致相同。

一、病因及发病机制

可能与下列因素有关。

（一）副交感神经兴奋性增高

乙酰胆碱释放，导致腺体分泌；血管活性肠肽释放，则引起血管扩张。经常反复过度焦虑、烦躁或精神紧张，以及服用抗高血压药等均可使交感神经兴奋性降低而副交感神经兴奋性增高。

（二）内分泌失调

某些女性患者在妊娠期或经前期有鼻部高反应性症状，可能与此有关。

（三）非免疫性组胺释放

在一些物理性（如急剧的温度变化、阳光照射）、化学性（如挥发性刺激性气体）及精神性（如情绪变化）等因素的作用下，可引起肥大细胞释放介质。但这些因素均不属免疫性的。

二、诊断

（一）鼻腔检查

（1）鼻黏膜色泽无特征性改变，或呈慢性充血状，或为浅蓝色，或类似变应性鼻炎而表现苍白、水肿，或两侧表现不一致。

(2)大多有鼻中隔偏曲和/或鼻甲肥厚。

(二)实验室检查

(1)免疫学检查：变应原皮肤试验及血清特异性 IgE 检测均为阴性。

(2)鼻分泌物中找不到或找到极少嗜酸性粒细胞。

三、治疗

(1)去除病因。

(2)药物：鼻塞适当应用鼻减充血剂。抗组胺药，抗胆碱药（如异丙托溴铵）。鼻用糖皮质激素抗炎消肿。

(3)手术：鼻中隔矫正、筛前神经切断等。

(4)激光、射频：对筛前神经鼻中隔支、鼻丘及下鼻甲内侧面等处进行电灼或凝固。

第八节　变态反应性鼻炎

一、中医病因

中医认为本病的病因有内外之分。

(一)外因

外因为风、冷、热、异气等外邪乘虚从鼻窍而入，袭于肺脏，导致肺失宣肃，水道失于通调，津液停聚，壅塞鼻窍而发病。

(二)内因

内因为先天禀赋不足，或后天因饮食不节，恣食肥甘厚味或进食海腥发物，导致脾失健运，积湿蕴热；湿热伏于肺，导致肺、脾、肾三脏虚损；肺失于通调水道，津液内停，壅塞于鼻窍而致病。

因此本病的发生以机体的内因为本，外因为标，临床上以虚证表现居多。

二、西医病因

西医认为引起本病的因素很多，变应原是诱发本病的直接原因。患儿多为易感个体,即特应性体质。某些变应原对大多数人无害,但一旦作用于易感个体即可诱发变态反应。

(一)遗传因素

本病与其他变应性疾病一样,内在因素是基因的变异。比较肯定有关的为来自母系位于 11 对染色体长臂 q 段上的变异。许多患儿家族成员中也有变态反应性疾病。一项对同卵双生儿的调查研究表明同时患有变异性鼻炎的概率为 21%。

(二)环境因素

外界因素常常触发该疾病的发生。如空气污染、温差的变化、刺激性气体等都可影响鼻腔黏膜,导致疾病的发生。

(三)食物因素

在小儿,食物过敏十分常见,如牛奶、虾、鱼、蛋、贝类、巧克力、水果等。

(四)吸入性变应原

经呼吸道吸入而致敏,包括屋内尘土、动物皮毛、羽绒、真菌、螨等。

(五)其他

内生变应原如某些代谢产物、变性蛋白,以及机体病灶内的细菌等微生物。

三、中医病机

本病病位在鼻窍,病变脏腑主要在肺脏,常涉及脾肾二脏。病理性质主要为虚实夹杂。病初在肺,病机以邪壅肺气,水道失于通调,津液内停,壅塞于鼻窍为主,属实;病久反复发作以肺气虚弱为主,日久累及脾肾,而见虚证或虚中夹实,病机以气虚无力运行,导致津液内停,在上壅塞于鼻窍为主。总之,肺脾肾三脏不足为本,津液壅阻于鼻窍是标,二者相互影响,致使病程缠绵,迁延不愈。

(一)肺气虚弱,风寒外袭

鼻鼽患儿平素肺气亏虚,肺主气,开窍于鼻,外合皮毛,卫表不固,腠理疏松,风寒之邪乘虚而入,邪正相争,驱邪外出而鼻痒、喷嚏连连;风寒束肺,肺失宣降,清肃无权,水液不布,津液停聚,因而鼻内肌膜肿胀苍白;气不摄津,泛而清涕连连,水湿壅滞于鼻,故鼻窍不通。

(二)肺脾气虚,水湿泛鼻

肺气的充实,有赖于脾气的运化、输布和肾气的摄纳;脾为后天之本,生化之源,脾虚则诸脏气亦虚,若脾气虚弱,纳运失职,湿浊内停;同时,肺气无以充养,肺失宣降,津液停聚,致水湿浊邪上泛鼻窍,出现鼻塞、喷嚏,清涕不止。

(三)肾元亏虚,无以温煦

肾主纳气,为气之根,又主命门之火,肾水充盛,吸入之气才能经过肺的肃降,下纳于肾。若肾元亏虚,摄纳无权,气不归元,阳气易于耗散,风邪得以内侵致病。同时肾阳虚,则命门火衰,不能温养脾肺、温化和固摄水湿,寒水上泛而不能自收,内外邪浊结聚鼻窍,可致鼽嚏。因此,本病虽表现在肺,其病理变化与脾肾关系密切。

(四)脾气虚弱,痰浊困阻

素体脾气虚弱,或饮食劳倦伤脾,脾失健运,水湿内停,日久聚湿成痰,痰湿内困,循经上犯鼻窍,故鼻塞不通,流涕不止;同时脾气虚弱,肺失充养,卫表不固,故鼻痒,喷嚏频频。

(五)肺经伏热,风邪外袭

肺经素有积热,肃降失职,风热之邪乘虚而入,邪热上犯鼻窍,故鼻痒,喷嚏,鼻黏膜充血肿胀,壅塞不通;肺失宣降,则水湿不布,气不摄津,清涕连连,发为鼻鼽。

本病以肺虚、脾虚、肾虚为主,不治可持续多年或呈永久性,花粉病或可转为气喘,因此,常年发作者必须积极预防和治疗。鼻鼽儿童患者多因先天禀赋不足,脾气虚弱,随着年龄增长,肾气渐充,经治疗大部分患儿可逐渐痊愈,若反复发病,或治疗失当,致肾气更虚,摄纳失常,较难治愈,且可并发过敏性鼻窦炎、鼻息肉等症。

四、西医病机

鼻黏膜含有大量的血管与神经,并受丰富的感觉神经和自主神经末梢支配。鼻黏膜受到变应原的影响后,通过神经、体液和细胞介导等产生一系列的机体反应,引起发生于鼻黏膜的速发型变态反应。

炎症因子在发病过程中起重要作用。变应原进入鼻黏膜,经抗原递呈细胞处理,后者释放的抗原肽信号激活 T 细胞向 Th_2 细胞分化,合成并释放多种 Th_2 型细胞因子如 IL-3、IL-4、IL-5 和粒细胞-巨噬细胞集落刺激因子。这类因子促进肥大细胞分化、成熟,增强 B 细胞 IgE 合成分泌的能力,IgE 与肥大细胞、巨噬细胞和上皮细胞表面的受体结合而使该细胞处于致敏状态。与此同时,对嗜酸性粒细胞有较强趋化作用的细胞因子的合成与分泌增加,如来源于肥大细胞、巨噬细胞、内皮细胞和上皮细胞的黏附因子、IL-3、IL-4、IL-5 和各种趋化因子等,当变应原再次进入鼻黏膜后,变应原与细胞表面的临近两个 IgE 桥联,使其释放多种炎性介质,这些物质可直接或间接作用于鼻黏膜的血管,导致血管扩张、血浆渗出增加、鼻黏膜水肿;作用于胆碱能神经,使腺体分泌旺盛;作用于感觉神经,使黏膜敏感性增高,喷嚏发作,产生相应的临床症状;有的又作用于肥大细胞、嗜酸性粒细胞、巨噬细胞等,使局部炎性反应进一步加重,导致鼻黏膜的敏感性增高,以致于非变应原刺激也可引起症状发作。

五、病理

本病为以淋巴细胞、嗜酸性粒细胞浸润为主要特征的变态反应性炎症。临床上常见鼻黏膜水肿,血管扩张,腺细胞增生。病理上可见细胞质内空泡形成,细胞容积增大,胞质向管腔内漏出,分泌增加;肥大细胞在黏膜表层乃至上皮细胞间增多。鼻分泌物中可见嗜酸性粒细胞,尤在接触变应原后数量明显增加;变应原激发后 10 分钟左右,嗜酸性粒细胞首先吸附到鼻黏膜血管壁,然后穿越黏膜层和黏膜上皮进入鼻腔分泌物中,分泌物中嗜酸性粒细胞计数可达 90%。炎细胞脱颗粒释放大量的炎性介质,如组胺、激肽类、白三烯、前列腺素、血小板活化因子、5-羟色胺等。微循环紊乱,如局部小动脉痉挛和小静脉扩张,毛细血管和静脉充血,上皮细胞水肿和细胞间隙增加,血流缓慢,导致鼻毛细血管漏出液增加,形成大量分泌物。此外,腺体可呈囊肿样变性,假复层纤毛柱状上皮可化生为鳞状上皮。鼻黏膜浅层活化的朗格汉斯细胞($CD1^+$)、巨噬细胞($CD68^+$)等 HLA-DR 阳性的 APC 增多。并发现在上皮细胞有干细胞因子及多种细胞因子的表达。肥大细胞、嗜酸性粒细胞、巨噬细胞和上皮细胞均有 IgE 受体(FeRI)。此外,上皮细胞存在有诱生型氧化亚氮(iNOS),在抗原的刺激下一氧化氮(NO)生成增加。

六、临床表现

本病以鼻痒、多次阵发性喷嚏、大量清水样鼻涕和鼻塞为临床特征。

(一)阵发性鼻痒和打喷嚏

鼻内奇痒多突然发生,继之连续不断地打喷嚏,每次多于 3 个,甚至连续十数个或数十个,多在晨起或夜晚或接触变应原后立刻发作,伴有流泪、眼部发痒,因连续打喷嚏常引起咽部刺痒或隐痛。若变应原为食物常有硬腭发痒。

(二)鼻塞

发作期间多为双侧,持续性,轻重程度不一,接触变应原数量少,时间短,鼻塞则可为单侧、交替性、间歇性。

(三)鼻流清涕

为大量清水样鼻涕,有时可不自觉地从鼻孔滴下。有时候流涕可能是变应性鼻炎患儿唯一的症状,初起可能少而稠,在发作高潮则多而稀,恢复期又少而稠,若有继发感染则呈黏液脓性。由于鼻痒、鼻塞,患儿常常撸鼻、吸鼻、皱鼻或举手擦鼻,称为"变态反应性敬礼"。有的患者可能伴有胸闷、喉痒、咳嗽、腹胀、腹泻、腹痛等症状。

(四)嗅觉减退

因鼻黏膜水肿,含气味分子不能到达嗅区,或因嗅觉黏膜水肿,功能减退所致,多为暂时性,也可因病变严重或屡发而致永久性失嗅。

(五)其他

发作期出现暂时性耳鸣、听力减退、头痛或其他变态反应性疾病。

七、物理查体

包括鼻部情况、球结膜、下呼吸道和肺部情况。

发作期患儿鼻黏膜水肿,苍白、柔韧;一部分患者常伴有眼睑肿胀、结膜充血。鼻腔有水样或黏液样分泌物,鼻甲肿大,1%麻黄素可使其缩小,有时可发现中鼻道小息肉。由于鼻塞明显,患儿常常用手将鼻尖上推帮助呼吸,久而久之鼻部形成一水平状外鼻皱褶。在间歇期鼻黏膜呈暗红色。若伴有胸闷、哮喘,听诊可闻及肺部哮鸣音。发作期的鼻分泌物涂片检查可见较多嗜酸性粒细胞。若不伴有哮喘,血清 IgE 水平一般在正常范围内。

八、实验室检查

(一)特异性检查

1.变应原皮肤试验

以适宜浓度和低微剂量的各种常见变应原浸液做皮肤试验(点刺或皮内注射)。皮试前 24 小时停用抗组胺药、拟交感神经药、茶碱类、肥大细胞膜稳定剂、糖皮质激素等,长效抗组胺药停用 3 天。如患儿对某种变应原过敏,则在激发部位出现风团和红晕。

2.鼻内激发试验

有时为进一步明确，也可以一种可疑变应原行鼻内激发试验，即将变应原置于下鼻甲前端，以激发鼻部变态反应症状，如出现鼻痒、打喷嚏、流涕和鼻塞等为阳性，以确定导致变应性鼻炎的致敏物。由于此检查有一定的危险性，一般不作为常规诊断方法。

3.总 IgE 和特异性 IgE 抗体检测

总 IgE 增高，提示可能有变态反应性疾病，但缺乏特异性。用放射性变应原吸附法（radioallergy osorbent test，RAST）和放射免疫或酶联免疫吸附法（ELISA）测定特异性 IgE，有较高的敏感性和特异性。

（二）其他辅助检查

鼻分泌物嗜酸性粒细胞计数。取中鼻道内分泌物做涂片，烘干固定，做 Hansel 亚甲蓝-伊红染色，嗜酸性粒细胞分类计数超过 5％时有诊断意义；见有肥大细胞和杯状细胞也有意义，但非特异性；合并感染时含有大量多核白细胞。仅有单纯多核白细胞不能诊断此病。嗜酸性粒细胞阴性也不能排除本病，须反复检查。

九、诊断

本病的诊断主要依靠病史、一般检查和特异性检查。病史对于诊断非常重要，应注意询问发病时间、诱因、症状严重程度，生活或工作环境，家族及个人过敏史，有否哮喘、皮炎等。通过上述方法一般不难做出诊断。长期以来，许多临床工作者对变应性鼻炎的诊断有一个模糊的概念，仅仅凭鼻痒、阵发性喷嚏、清水样鼻涕、鼻塞、鼻黏膜苍白水肿等临床表现即诊断为变应性鼻炎。其实上述症状并非是变应性鼻炎特有的。曾经有一个时期，又把可在鼻分泌物内查到嗜酸性粒细胞作为诊断变应性鼻炎的可靠指标。自从 Mygind 提出非变应性鼻炎伴嗜酸性粒细胞增多症（nosallergic rhinitis with eosinophilia syndrome，NARES）的概念后，证明这种认识也是错误的。因为 NARES 患儿的鼻分泌物中嗜酸性粒细胞 100％阳性，但从任何方面都不能证明其与变态反应有关。

十、鉴别诊断

（一）血管运动性鼻炎

临床上大部分慢性鼻炎即为此类鼻炎。它是由非特异性刺激诱导的一种以神经递质介导为主的鼻黏膜神经源性炎症。一般认为与自主神经系统功能失调有关。环境温度变化、情绪波动、精神紧张、疲劳、内分泌失调可诱发本病。由于副交感神经递质释放过多,引起组胺的非特异性释放,血管扩张、腺体分泌增多、导致相应的临床症状,其临床表现与变应性鼻炎极为相似,但变应原皮肤试验和特异性 IgE 测定为阴性,鼻分泌物涂片无典型改变。

(二)非变应性鼻炎伴嗜酸性粒细胞增多综合征

非变应性鼻炎伴嗜酸性粒细胞增多综合征(nonallergic rhinitis with eosinophilia syndrome,NARES)的症状与变应性鼻炎相似,鼻分泌物中有大量嗜酸性粒细胞,但皮肤试验和 IgE 测定均为阴性,也无明显的诱因使症状发作。NARES 的病因及发病机制不清。

(三)反射亢进性鼻炎

反射亢进性鼻炎以突发性喷嚏为主,发作突然,消失亦快。鼻黏膜高度敏感,稍有不适或感受某种气味,甚至前鼻镜检查时即可诱发喷嚏发作,继之清涕流出。临床检查均无典型发现,该病可能与鼻黏膜感觉神经 C 类纤维释放过多神经肽类 P 物质有关。

(四)急性鼻炎

发病早期有打喷嚏、清涕,但病程短,一般为 7～10 天。常伴有四肢酸痛、周身不适、发热等症状,早期鼻分泌物可见淋巴细胞,后期变为黏脓性,分泌物中有大量的嗜中性粒细胞。

十一、并发症

由于鼻黏膜与呼吸道其他部位黏膜不仅在解剖结构上连属,且同属免疫系统的黏膜相关淋巴组织,鼻黏膜变态反应炎症时产生的炎性介质和细胞因子通过不同途径作用于相应部位,便可引起下列并发症。

(一)变应性鼻窦炎

鼻窦黏膜有明显水肿,与鼻腔病理改变类似。一些症状持续较长的患儿容易并发鼻窦炎。儿童较成人的发病率高,大约占 60%。X 线片显示窦腔均匀性雾状模糊,鼻黏膜水肿可使窦口引流不畅,或窦内渐变负压,患者多有头部不适或头痛。如继发细菌、真菌或病毒等感染,可有黏脓性分泌物。

(二)支气管哮喘

可与变应性鼻炎同时发病,或是变应性鼻炎的并发症。变应性鼻炎和支气管哮喘是常见的并发病,常常在一些患者身上共存。至少 70% 支气管哮喘患者伴有变应性鼻炎,20％～50％变应性鼻炎患者伴有支气管哮喘。气道细胞和分子生物学最新研究证实,炎症在变应性鼻炎和支气管哮喘的发病机制中起着同样关键的作用,它们都是伴有黏膜变应性炎症的免疫性疾病。支气管哮喘多在鼻炎之后发作,此时鼻炎症状多明显减轻,有的患儿仅表现为胸闷、咳嗽,是哮喘的另一种临床类型,即咳嗽变异性哮喘。

(三)鼻息肉

由鼻黏膜极度水肿而形成。鼻黏膜表面为假复层柱状纤毛上皮,上皮基底膜广泛增厚并扩展到黏膜下层,形成不规则的透明膜层。上皮下组织疏松、间隙扩大、腺体增生,有较多的浆细胞、嗜酸性粒细胞、淋巴细胞、肥大细胞。患儿出现鼻塞并持续加重,分泌物多、嗅觉障碍、闭塞性鼻音、打鼾等。

(四)过敏性咽喉炎

咽痒、咳嗽或有轻度声音嘶哑,严重者可出现会厌、喉黏膜水肿而有呼吸困难。在小儿尤其容易出现喉阻塞。变应原一般多为食物、药物、吸入物等。

(五)分泌性中耳炎

表现为耳闭、耳鸣、听力下降,鼓膜色泽改变、饱满或内陷。可随鼻部症状的变化而有波动性,时轻时重,与耳咽管阻塞有关,可能与接触变应原与否有关。

十二、中医治疗

(一)辨证要点

本病属本虚标实证,当辨清标本虚实的主次。初病或急性期多偏于标实,为邪气壅阻鼻道;间歇期或反复发作者,多偏于虚或虚实夹杂。虚者应区别肺脾肾虚损,实者可兼有风寒、郁热、瘀血等邪。治疗当辨别邪正虚实。遵循"急则治标,缓则治本"的原则,标实者治以祛邪,属寒者温散,属热者清化,兼瘀者活血;本虚者治以扶正,分别或兼予补肺、健脾、温肾等法。虚实夹杂者标本同治。

(二)辨证治疗

1.临证要点

(1)本病多因肺气虚弱,风冷邪气乘虚而入所致,且好发于冬春季节,故一般以寒证为多,热证较少。临证必须根据流涕的色、质、量及全身情况辨清寒热的属性。

(2)初起或急性发作期,以标实为主,多是风寒袭肺型、肺经伏热型,其中风寒袭肺型最为多见,故温肺散寒为常用治法。若风寒日久,郁而化热,可转为肺经伏热型,治当清肺泻热。若宿体阳盛,热伏于内,复感风寒,肺失宣肃,津液停聚,壅塞清窍,此为寒热错杂型,即"寒包火"证。治宜宣肺解表,清热通窍,寒温并用。若风邪侵袭,水液不行,停而为饮,扰于鼻窍,可从"饮"论治,以利其湿而止其涕,化其饮而疏其流。

(3)反复发作者多为虚实夹杂证候,治疗必须予以兼顾。若肺肾气虚,卫表不固,固摄无权,复感风寒者,治当温补肺肾,疏风散寒并举;肺经伏热,日久不去,易伤肺肾之阴,而出现阴虚肺热证,治宜滋养肺肾,清热泻火并重。

(4)病久,寒、饮、热邪壅滞静脉,或阴虚血少,血行迟滞,均可导致瘀阻清窍,治以祛邪或扶正之时,应结合活血化瘀法。

(5)缓解期以正虚为主,虽有肺虚、脾虚、肾虚的不同,但以肺肾两虚为关键,其中又有气虚、阴虚、阳虚的差异,而以气阳不足为多见。治疗重在培补正气。早期以气虚为主,多见肺脾气虚,日久损阳及阴,由肺脾及肾,宜分别脏腑采用益气、温阳、滋阴之法。

(6)鉴于本病为鼻黏膜的变态反应性疾病,与素体禀赋不足(即过敏性体质)有关,往往因外界刺激因素而诱发。故在辨证论治的基础上,可酌情使用祛风通窍的抗过敏药物,如地龙、蝉蜕、蜂房、辛夷花、僵蚕、徐长卿、苍耳子等。

(7)根据"治风先治血,血行风自灭"的理论,对病久风邪不清者,也可配伍养血和血药物,如当归、川芎、生地黄、丹参、茜草等。若有鼻息肉者,可加入化痰散结之品,如海藻、海浮石、浙贝母、白芥子等。

(8)本病一般预后良好,如能及时治疗,注意摄生,可使病情控制或痊愈。如长期不愈,迁延日久,出现鼻塞头昏,可影响记忆力,对健康、工作不利。

2.辨证分型

(1)风寒袭肺型。

证候特点:鼻腔奇痒,喷嚏频作,清涕不止,鼻塞不通,甚者嗅觉减退,遇冷则发,冬季加重,头昏胀痛,或伴有恶寒微热,咳嗽痰白,有泡沫,舌苔薄白,脉浮紧或浮缓。

治法:温肺散寒,祛风宣窍。

代表方剂:荆防败毒散和麻黄汤加减。

常用药物:荆芥、防风、羌活、前胡、川芎、麻黄、桂枝、桔梗、苍耳子、生姜、大枣、甘草等。

加减:若涕多难止者加乌梅、荜茇温经敛涕;鼻痒甚者,加地龙、蝉蜕祛风止痒;伴肺卫气虚者,去麻黄、前胡,加黄芪、白术、白芍益气固表,调和营卫。

（2）肺经伏热型。

证候特点：鼻塞作痒，狂嚏不止，时流黄涕或白色黏涕，嗅觉减退，遇热发作，夏季加重，头昏且痛，口燥咽干，或伴咳嗽痰黄，舌质红，苔薄黄，脉弦数。

治法：清肺泻热，开通鼻窍。

代表方剂：芎芷石膏汤加减。

常用药物：川芎、白芷、石膏、黄芩、桑白皮、茜草、紫草、杏仁、甘草。

加减：若咳嗽剧烈加桔梗、牛蒡子宣肺止咳；夹风，加薄荷、桑叶、蝉蜕祛风除涕；口干、舌红少苔，加知母、麦冬、芦根清热生津。

（3）肺气虚寒型。

证候特点：清晨或遇风寒则鼻窍奇痒，喷嚏连作，清水样涕，量多不已，或伴鼻塞，得温则减，畏寒倦怠，面白气短，动辄汗出，舌淡苔薄白，脉细弱。

治法：温补肺气，散寒固表。

代表方剂：温肺止流丹、玉屏风散合苍耳子散加减。

常用药物：生黄芪、炒白术、细辛、苍耳子、荆芥、防风、蝉蜕、大枣、乌梅、五味子、甘草等。

加减：若清涕不止，加益智仁、诃子等敛肺止涕。

（4）脾气虚弱型。

证候特点：鼻流清涕，反复不愈，面色萎黄，形体消瘦，肢体困重，纳少腹胀，大便溏薄，舌质淡红，边有齿痕，苔薄白腻，脉濡弱或虚缓。

治法：益气健脾，渗湿升清。

代表方剂：补中益气汤加减。

常用药物：党参、黄芪、白术、当归、甘草、陈皮、升麻、柴胡、茯苓、泽泻、蝉蜕等。

加减：若鼻塞不通，加细辛辛温通窍；清涕多，加诃子、石榴皮、五味子等敛涩止涕；浊涕多，加藿香、佩兰等芳化湿浊；食滞腹胀，加山楂、神曲，减少黄芪、甘草的用量。

（5）肾气亏虚型。

证候特点：鼻痒流涕，喷嚏频频，反复发作，早晚为甚，腰膝酸软，形寒怕冷，夜尿频多，舌质淡，脉沉细；偏于肾阴虚者面色潮红，舌质红、少苔，脉细弱。

治法：温肾固摄。

代表方剂：用金匮肾气丸加减。

常用药物：制附子、熟地黄、山萸肉、肉桂、金樱子、仙茅、党参、黄芪、杜仲、菟丝子等。

加减:偏于阴虚去制附子、肉桂、仙茅,加首乌、女贞子、龟甲、牡丹皮、知母等。

(三)其他治疗

1.外治疗法

(1)粉剂吹鼻:瓜蒂散吹鼻,每2～3天1次,或碧云散吹鼻,每天3次。

(2)滴鼻剂:1%～3%麻黄素生理盐水滴鼻,或滴鼻宁滴鼻。

(3)涂鼻剂:鹅不食草干粉,加入凡士林制成药膏,涂入鼻腔,每天2～3次。

(4)嗅剂:用白芷、鹅不食草、川芎、辛夷花、细辛共研末,放瓶内备用,发病时频频嗅之。

2.针灸疗法

(1)针刺疗法。取穴如下:①迎香、上星、风府。②百会、合谷、天柱。③迎香、命门、风池、大椎。以上3组穴位轮流使用,直刺留针20～30分钟,隔天1次,7次为1个疗程,休息1周,开始下1个疗程,大部分在1～2个疗程时见效。

(2)穴位注射:按上述选穴注射维丁胶性钙、维生素 B_1、胎盘组织液、50%当归注射液,每次0.5～1 mL,每天1次,10次为1个疗程。

(3)穴位封闭:用50%当归注射液 1 mL,取 4 号针头在迎香穴(双)注入0.5 mL,每天1次,7次为1个疗程。

(4)艾灸:取百会、上星、身柱、命门、神阙、气海、中脘、曲池、涌泉、足三里、三阴交,悬灸或艾炷直接灸(神阙、涌泉不能直接灸)。每次选穴 3～4 个,悬灸20分钟。

(5)耳穴:主穴取肺、内鼻、外鼻、肾上腺、内分泌、过敏区、脾、肾、神门。先将各穴点用75%乙醇消毒后,取已消毒的王不留行籽置于小块胶布中间,贴在双耳穴位上,按压使耳部产生胀、痛、重的感觉,每天3次以上,力度适中,每次按压30 余下,5 天换药 1 次,休息 2～3 天,4 次为 1 个疗程。

3.拔火罐法

每天在神阙穴拔火罐。治疗时每分钟拔罐1次,共拔3次,连续3天。此后根据病情,隔天1次,10次为1个疗程。

4.按摩疗法

(1)面浴法:患者以两手鱼际部或掌心互相摩擦至极热时,即沿两侧鼻翼部,自上而下,并以掌心按摩面部及项后枕部皮肤,按摩时用力要轻柔,每次按摩10～15分钟,每天2～3次。

(2)冷热淋浴:稍做预备操后入浴,先以冷水淋浴全身,再以毛巾拭干并摩擦皮肤至热,再以 38～41 ℃热水淋浴,拭干,摩擦皮肤同前,最后再用冷水淋浴,拭干后摩擦皮肤至温暖潮红,即穿衣出浴。此法从夏天开始,至秋凉为止。平素体弱者,可用冷热水两盆交替洗面部 10 次,高血压患儿慎用。

5.气功疗法

宜练保健十三式,养内功为主,亦可酌情选用八段锦、放松功、强壮功。练功时,站、立、卧式均可,初学者以平坐式为好。闭目静默 1～3 分钟,然后意念全身从头到脚依次放松,特别注意肩部和胸部放松,气沉丹田,鼻吸鼻呼(鼻塞不通,可用口呼吸)。每天练习 1～3 次,每次 30 分钟。

6.食疗药膳

(1)黄芪莲子炖猪肺:黄芪、莲子各 50 g,猪肺 1 具洗净,加水、作料,炖至猪肺熟时,加食盐调味,饮汤,食用猪肺、莲子。适用于肺脾气虚者。

(2)枸杞羊肾粥:枸杞子 100 g,羊肾 1 个切细,羊肉 50 g 切细。葱 30 g,粳米 250 g,共煮粥,调盐适量,分次食用。适用于肾阳虚者。

(3)生姜葱白粥:生姜、葱白各 12 g,粳米 50～100 g。同煮粥食。适用于风寒袭肺者。

7.单方验方

(1)辛夷花 3 g 放入杯中,用开水冲焖 5 分钟左右,频饮,每天 1～2 剂。适用于过敏性鼻炎急性期。

(2)二花薄荷饮:菊花、栀子各 10 g,薄荷、葱白各 3 g,沸水冲泡,加蜂蜜调味,代茶饮。适用于风热上干或肺经伏热者。

(3)氯苯那敏 400 mg,冰片 2 g,共研细末,吹入鼻孔少量,每天 2～3 次。

(4)蝉蜕 30 g 研细末,每服 1.5 g,每天 2 次。适用于受风所致的过敏性鼻炎。

(5)白芷、鹅不食草、川芎、辛夷花、细辛,共研末,放瓶内,时时嗅之。

(6)将有孔胶布贴于印堂穴上,在孔内放约 2 mg 斑蝥粉,再盖上一层胶布,24 小时后揭去。3 次为 1 个疗程。

(7)斑蝥、白芥子各 20 g 研末,以 50％二甲亚胺调成软膏状,交替贴于两侧内关或外关穴,24 小时后揭去。3 次为 1 个疗程。

(8)独头蒜 4～5 个,捣烂,敷足心,用胶布贴之。

十三、西医治疗

治疗原则是尽量避免变应原,正确使用抗组胺药和肾上腺糖皮质激素,如有条件可行变应原脱敏疗法。

(一)避免接触变应原

防止机体暴露于致敏物是最有效的特异性治疗方法。可用"避、忌、替、移"4个字来概括："避"就是对已经明确的变应原,应尽量避免与之接触;"忌"就是不用一切可疑或已知的致敏物;"替"是尽量找到与致敏物作用相似,但对人体不过敏的物资替代;"移"是让某些已知的与患儿经常接触的致敏物离开其生活环境。如花粉症患者在花粉播散季节应尽量减少外出。对真菌、屋尘过敏者应保持室内通风、干爽等。对动物皮屑、羽毛过敏者应避免接触动物、禽鸟等。

就避免疗法而言,对变应性鼻炎患儿的建议如下:①将宠物置于卧室外,最好是户外。②避免吸烟和被动吸烟。③经常清洗居所的一些易生长真菌的区域如厨房、浴室、地下室、窗台等(真菌敏感)。④避开真菌易长区域:潮湿、不通风的地方,避免在阁楼和地下室睡觉。⑤使用空调以去湿和降温,关闭窗户以避开户外变应原(户尘螨和花粉敏感)。⑥妥善包裹枕头、草垫和吸尘器(户尘螨敏感)。⑦更换被螨严重污染的垫子、枕头,尽量避免使用羽绒枕(户尘螨敏感)。⑧热水(60 ℃)洗涤床单和床垫等(户尘螨敏感)。⑨经常进行地毯吸尘和清洁地面,将其移到户外或喷洒杀螨剂(户尘螨敏感)。⑩减少物体表面蓄积尘埃,如架子、动物标本、书籍、储存的地毯和羊毛等。

(二)药物治疗

由于服用简便,效果明确,是治疗本病的首选治疗措施。

1.抗组胺药

能与炎性介质组胺竞争 H_1 受体,为组胺 H_1 受体拮抗剂。对治疗鼻痒、打喷嚏和鼻分泌物增多有效,如苯海拉明、异丙嗪、茶苯海明、氯苯那敏等常作为一线药物,但对有明显嗜睡作用的抗组胺药,从事驾驶、机械操作、精密设备等人员不宜服用,而应改用无嗜睡作用的第二代长效抗组胺药,如特非那定、阿斯咪唑、西替利嗪、波利玛朗、氯雷他定等,但此类药物中的特非那定和阿斯咪唑偶可引起心电图 Q-T 间期延长、尖端扭转型室性心动过速,应注意不能过量,不能与酮康唑、伊曲康唑和红霉素合用。近年来已有鼻内局部用的抗组胺药,如左卡巴斯汀鼻喷剂。第三代抗组胺药已经问世,它是第二代抗组胺药的代谢物,具有显著优点,包括对心脏传导组织无影响。非索那定为特非那定的代谢物,已用于临床;氯雷他定代谢物和阿斯咪唑代谢物已进入Ⅱ期和Ⅲ期临床试验。它们的疗效同母制剂相当或更好,而且有良好的安全性。

2.减充血剂

多采用鼻内制剂局部治疗鼻塞。造成鼻黏膜肿胀的容量血管有两种受体即肾上腺素能受体 α_1 和 α_2，前者对儿茶酚胺类敏感，常用 0.5％麻黄素（2 岁以下的儿童禁用），其作用是可使小血管收缩、通透性降低，从而减少黏膜水肿和渗出；后者对异吡唑林类的衍生物敏感，如羟甲唑林，但儿童原则上不宜使用。

3.生理性海水鼻腔喷雾剂

海水中含有人体所需的矿物质和海水微量元素。海水微量元素中，包括杀菌元素（银和锌），消炎元素（铜），抗过敏元素（锰）。它以适当的压力与 0.7 μm 的水雾体冲洗鼻腔时，鼻纤毛底部的脏物会经冲洗被带走，可使长期伏倒的鼻纤毛能脱离纠结的脏物"站立"起来，恢复鼻腔黏膜分泌黏液及纤毛运动的正常功能，并利用渗透压的原理，减轻鼻黏膜的肿胀，保持鼻腔湿润，恢复鼻黏液的正常 pH。同时经冲洗后能迅速消除鼻腔内的过敏性物体颗粒，如花粉、尾气、灰尘微粒等，避免变应原与鼻黏膜接触。生理性海水鼻腔喷雾剂不含药物，不含激素，无毒副作用。

4.肥大细胞稳定剂

色甘酸钠能稳定肥大细胞膜，防止其脱颗粒释放介质。临床上应用 2％溶液滴鼻或喷鼻。可长期用于变应性鼻炎。酮替芬、波利玛朗也有膜稳定作用。

5.局部糖皮质激素

局部糖皮质激素在变态反应炎症的各个阶段，都能发挥抑制炎症的作用，降低血管的通透性，减弱腺体对胆碱能刺激的反应，减少炎性介质和细胞因子的产生，抑制炎性细胞的浸润。儿童全身使用糖皮质激素的机会不多，鼻用局部糖皮质激素有滴剂和喷剂，目前多用喷剂。这类糖皮质激素的特点是对鼻黏膜局部作用强，并且不易吸收至全身，常用的有辅舒良、内舒拿、伯可纳等。含地塞米松的滴鼻液不宜长期使用。

鼻内皮质类固醇用于缓解上呼吸道变态反应症状，如打喷嚏、鼻充血、流涕等，同时对变应性咽部刺痒、咳嗽及季节变应性哮喘有明显的效果。皮质类固醇的主要不良反应是局部发干和刺激性，表现为刺痛、烧灼感和打喷嚏、黏膜干燥，伴鼻出血或血性分泌物，鼻中隔穿孔。长期鼻内应用该类药物的患者，应定期进行鼻腔检查，鼻中隔穿孔多由于用法不当，应尽量避免药物接触鼻中隔。预防的方法是用药时对着镜子，左手喷雾右侧鼻侧，右手喷雾左侧鼻侧，可减少这些并发症。水质喷雾剂可避免药品在鼻腔内聚积，减少局部刺激，并且可以安全地应用于儿童。

6.抗胆碱能药物

主要是异丙托品,局部应用可减少鼻腔分泌物,但又很少吸收,无全身抗胆碱的不良反应。

(三)特异性疗法

特异性疗法始于1991年,是在临床上确定变态反应疾病的变应原后,将该变应原制成变应原提取液,通过逐渐增加剂量、反复给患儿注射或其他途径接触特异性变应原使患儿对该变应原的耐受能力提高,从而达到再次暴露于该变应原后不再发病,或虽然发病但症状大大减轻的目的。1997年WHO又将此疗法称为特异性变态反应疫苗治疗,又称脱敏疗法。

由于儿童鼻部变态反应性疾病常常伴有哮喘的可能,所以该免疫疗法具有其积极意义。曾经认为免疫疗法能使机体产生"封闭抗体"以阻断变应原与IgE的结合,最近的研究发现其作用机制是抑制T细胞向Th_2细胞转化从而减少Th_2型细胞因子的产生。根据变应原试验结果,用变应原阳性的浸液从极低浓度开始皮下注射,每周2～3次,逐渐增加剂量和浓度,数周(快速脱敏)或数月注射至一定的浓度改为维持量。总疗程数月至数年不等。免疫治疗的关键是要求高质量的变应原和正确的治疗方案。此外该疗法必须连续治疗,疗程较长,部分患儿难以坚持。当然,免疫疗法也不能被对症疗法取代,它的优点是对症药物所不具备的,其可能防止变应性鼻炎发展为哮喘,一个正规疗程的免疫疗法可给变应性鼻炎的患儿带来数年的症状缓解期等。免疫疗法与对症药物比较,要想取得突破性的进展,必须克服自身的缺陷,如提高安全性、减少全身不良反应、缩短疗程等。目前国内外都已开展快速脱敏治疗,疗程缩短至数月,虽然不良反应发生率较高,但一般不影响继续治疗,疗效类似于常规免疫治疗。为了提高安全性,近年来对变应原修饰、重组变应原、抗原肽免疫、变应原DNA疫苗及给药途径等进行了大量的研究,但这方面的工作仍有待积累经验,不断改进。

目前认为免疫治疗是"唯一的针对病因"治疗变应性鼻炎的方法。其给药途径主要是皮下注射,经舌下含服途径给药也在临床研究中。为了减少变应原疫苗的变应原性、增强其免疫原性,基因重组变应原疫苗和佐剂增强型变应原疫苗的研究也在进一步的探讨中。

第五章

鼻中隔疾病及鼻腔其他疾病

第一节　鼻中隔血肿

鼻中隔血肿为鼻中隔一侧或两侧软骨膜下或骨膜下积血。由于鼻中隔软骨膜和骨膜为一坚韧致密的结缔组织,外伤或手术损伤血管引起其下出血时不易被穿破,血液淤积形成血肿,而黏膜与骨膜结合较紧,且质脆易破,故甚少形成黏骨膜下血肿。

一、病因

(一)鼻部外伤

如头面部打击伤,或跌倒时鼻部触地,发生鼻骨、犁骨、筛骨骨折或鼻中隔软骨脱位的患者,常伴有鼻中隔血肿。一般以青少年为多见。

(二)鼻中隔手术后

术中止血不彻底,或术后因打喷嚏、擤鼻等活动,可以引起鼻中隔术腔出血。

(三)各种出血性疾病

如血液病、血友病、紫癜病等。有时可发生鼻中隔血肿,临床上较少见。

二、临床表现

一侧黏骨膜下血肿,呈单侧鼻塞。鼻骨或鼻中隔骨折、脱位或鼻中隔手术后的血肿,常为双侧性鼻塞。积血压迫神经末梢,引起反射性额部疼痛及鼻梁部压迫感。如鼻黏膜有损伤时,则可发生鼻出血。鼻腔检查,可见鼻中隔一侧或两侧呈半圆形隆起,表面光滑,黏膜颜色如常,或稍呈红色,触之柔软有弹性,大多位于软骨部。应用鼻黏膜收敛剂时,可见其膨隆处的黏膜多无明显变化。穿刺时多可抽出血液。因筛前神经外支受压,可以出现鼻尖部皮肤感觉迟钝。

三、诊断与鉴别诊断

根据手术或外伤等病史、典型症状和体征,一般不难做出诊断。局部穿刺抽吸有血时,则更可确诊。对小儿鼻部外伤,必须详细检查,以免漏诊。

(一)鼻中隔偏曲

凸面隆起,可形似血肿,但其对侧凹陷,触诊坚硬,易于鉴别。

(二)鼻中隔脓肿

因炎症反应,鼻中隔隆起处黏膜呈暗红色,常有发热等全身症状。做穿刺抽吸检查,可以确诊。

鼻中隔血肿和脓肿的鉴别见表5-1。

表 5-1　鼻中隔血肿和脓肿的鉴别

鉴别要点	鼻中隔血肿	鼻中隔脓肿
病因	外伤、手术、血液病	外伤、血肿、感染、传染病
发热	无	有
局部感觉	发胀	跳痛
外鼻皮肤	无变化	红肿
鼻梁触痛	无	有
黏膜颜色	正常	暗红
穿刺抽吸	血液	脓液

(三)鼻中隔黏膜部分肥厚

黏膜呈灰白色,常位于鼻中隔后上部近中鼻甲处,触之柔软。无手术及外伤史。穿刺抽吸呈阴性。

四、治疗

首先应清除淤血,对新近发生且较小的血肿,用粗针穿刺吸出。两侧鼻腔用凡士林纱条填塞压迫。如果血肿较大或已凝成血块,则须在局部麻醉下于血肿下部平行于鼻底部切开黏骨膜,或者在血肿的最低处做一L形的切口,以吸引管吸出血液或凝血块。鼻中隔黏骨膜下切除术后并发血肿者,可以从原切口分开黏骨膜,或者在原切口的后上1 cm处做一新切口,清除术腔内积血及血块,检查有无残留碎骨片并予以取出,再用凡士林纱条填塞两侧鼻腔,24小时后取出,同时适当应用止血药物,并全身应用抗生素预防感染。

五、预后

小血肿可被吸收消失,或血肿纤维化使鼻中隔增厚。血肿初期,软骨尚可依赖血肿的血清维持营养,但为时过长,软骨可以因供血不足发生无菌性坏死,以致形成塌鼻畸形。若血肿感染转变为脓肿,其后果将更为严重。

第二节 鼻中隔穿孔

鼻中隔穿孔是指鼻中隔软骨部或骨部因外伤、感染、化学药物刺激或其他原因使之穿破,形成大小不等的穿孔,使两侧鼻腔相通,造成患者自觉有头疼、鼻塞、鼻出血、鼻腔干燥、呼吸时哨音等症状。也可为某些疾病的症状或后遗症,如梅毒、麻风等特种感染的鼻部症状;鼻中隔肿瘤治愈后的后遗症;鼻腔后部的穿孔症状并不一定明显。中华人民共和国成立以来,由于性病的消灭和工业安全保护的改善,此种原因的病例已少见,虽近几年随着国际交流的增多,性病发病已呈上升趋势,但性病造成鼻中隔穿孔的病例尚未见有增多,不过临床医师仍应注意。不同原因造成的鼻中隔穿孔的部位和大小都有所不同,如梅毒性穿孔多破坏较大,侵犯软骨部和骨部,多为大穿孔,甚至鼻中隔全部损毁,重者可有鞍鼻畸形;结核性穿孔多发于软骨部,穿孔边缘黏膜增厚或有肉芽组织或呈潜行性溃疡;麻风性穿孔黏膜常呈萎缩样,鼻腔宽大,黏膜干燥,但无臭味,以上特种感染者均应注意全身症状。化学性穿孔(例如铬酸刺激造成穿孔)常发生于软骨部,伴有鼻黏膜肿胀、干燥、溃疡等变化;外伤性穿孔边缘多光滑,可有黏膜干燥,穿孔多位于软骨部,患者多有长期挖鼻习惯或有鼻中隔手术史,部分患者由于其他外伤,穿孔常不规则,并伴有其他外伤痕迹。

一、病因

各种原因形成穿孔的部位、大小、形状等不同,一般有些病因往往先致鼻中隔一侧的黏膜溃疡,逐渐侵蚀软骨膜及其支架,继而累及对侧软组织,最后导致鼻中隔穿孔。

(一)外伤

鼻面部是外伤常易累及的部位,严重的外伤或鼻中隔贯通伤后可以遗留鼻中隔穿孔,此类鼻中隔穿孔多和鼻腔的粘连、鼻中隔的移位、鼻窦的外伤、骨或软骨的缺损、软组织的缺损合并存在,形成复杂的形状不规则的鼻中隔穿孔和其他鼻腔鼻窦的后遗症,常合并鼻中隔的异位或与鼻腔外侧壁的粘连。

(二)手术

在鼻中隔偏曲的手术矫正中,若不慎撕裂鼻中隔两侧相对应部位的黏骨膜或黏软骨膜,手术后就形成了鼻中隔穿孔,单侧黏膜撕裂不会形成鼻中隔的穿孔。鼻中隔手术中一定要注意保护好黏骨膜或黏软骨膜,在一侧黏膜撕裂或必须切开时,一定要保护好对侧的黏软骨膜或黏骨膜,必要时保留软骨,才能防止鼻中隔穿孔。此种穿孔多在鼻中隔的软骨部。

(三)挖鼻

挖鼻是许多人的一个很不卫生的习惯,因挖鼻形成习惯,反复地刺激鼻中隔黏膜,致使鼻中隔黏膜遭到损伤,形成炎症反应,久而久之鼻中隔黏膜形成溃疡;刺激若不能及时消除,反复的刺激使溃疡日益加深,双侧黏膜对应的较重溃疡,使鼻中隔软骨失去了营养和血液供应,就可以形成鼻中隔软骨部的穿孔,此种穿孔比较小。

(四)理化因素

某些厂矿企业如电镀厂、水泥厂、玻璃厂、炼油厂、炼铝厂、磷酸石选矿厂、蓄电池厂等,在生产、制造或加工过程中所产生的有害性气体或粉尘(如硫酸、氟氢酸、铬酸、硝酸、铜钒、砷、汞)等被吸入鼻腔,腐蚀黏膜,久之即出现鼻中隔黏膜的溃疡,而最终导致鼻中隔穿孔。临床上治疗鼻中隔利特尔区病变时,常反复应用硝酸银、三氯醋酸、电灼或 CO_2 激光治疗,亦可导致鼻中隔穿孔,还有报道行鼻腔镭锭治疗后致使鼻中隔穿孔者。此类鼻中隔穿孔的部位一般都在鼻中隔软骨部。

(五)感染

普通感染或特殊感染均可导致鼻中隔穿孔。普通感染主要有鼻中隔脓肿,特殊感染如梅毒、结核、狼疮、麻风等特殊传染病。急性传染病如白喉、猩红热、伤寒等均可能导致鼻中隔穿孔。普通的感染所致的一般鼻中隔穿孔多在软骨部,而且均为中、小穿孔。特殊感染所致的鼻中隔穿孔可以软骨部和骨部同时存在,而且穿孔比较大。

(六)肿瘤及恶性肉芽肿

原发于鼻中隔的某些肿瘤累及鼻中隔深层时,可直接造成鼻中隔穿孔。或经手术切除后未当即修复而遗留永久性鼻中隔穿孔。鼻腔巨大肿瘤压迫鼻中隔日久亦可致鼻中隔穿孔。恶性肉芽肿多可直接形成鼻中隔穿孔。这一类鼻中隔穿孔多比较大,而且软骨部和骨部同时存在。

(七)其他

鼻腔异物或鼻石长期压迫可以导致鼻中隔穿孔。

二、鼻中隔穿孔对鼻腔鼻窦功能的影响

(一)呼吸功能

如前所述,鼻呼吸气流兼有层流和紊流的特征,以紊流为主。吸入的气流以从鼻瓣区沿鼻中隔侧的吸入量和速度为最大。因前部鼻瓣区的整个结构是由顺应性大翼部和稳定的鼻中隔软骨所支撑,所以呼吸气流主要通过鼻瓣区的基底部,沿鼻中隔侧以最大流量和最快速度通过鼻腔。一旦发生鼻中隔穿孔,吸入的气流沿各自鼻腔流动的方向发生改变,吸入量较大的一侧将较多的空气吸入自己鼻腔内,吸入的气流在鼻中隔穿孔的周围形成较多紊流,气流中所含成分沉滞,从而引起一系列的症状。

(二)湿度调节

由于鼻中隔穿孔的影响,吸入气流紊流成分过多地增加,气流中所含颗粒沉滞于鼻中隔穿孔周围,以及鼻腔分泌物水分减少,并与之混合,形成痂皮,使鼻中隔局部腺体减少,黏膜干燥,引起鼻腔的临床症状。

(三)纤毛运动

鼻腔局部痂皮、黏膜干燥、腺体减小,共同对鼻腔的纤毛造成了破坏,使纤毛减少并影响了纤毛的运动,使鼻腔分泌物的排泄受到影响,引起鼻部的临床症状。

(四)嗅觉

一般鼻中隔穿孔对嗅觉功能无太大的影响,但是,发生于中鼻甲水平以上的鼻中隔高位的大穿孔,因为痂皮的刺激,可能影响到嗅觉功能。

三、临床表现

鼻中隔穿孔的患者,一般的感觉是鼻腔干燥,易结干痂,鼻塞,头痛,往往有类似神经衰弱的症状,如头昏、头痛、注意力不集中、记忆力减退等。待排出鼻腔痂皮后鼻塞可以好转,但是可以有鼻腔少量出血。鼻中隔穿孔位于鼻中隔软骨部偏前者,可以在呼吸时产生吹哨声音;若位于鼻中隔后部,则可以没有明显症状。鼻中隔穿孔过大者,干燥感觉比较重,若合并鼻中隔的偏曲,呼吸气流可以经常偏向一侧,造成一侧的通气过度、干燥感或其他明显症状。

鼻中隔穿孔一般做常规鼻镜检查就可以发现,但是位于后部或偏上、偏下的小穿孔则可能漏诊,这时应该详细检查,必要时应用麻黄碱收敛鼻腔黏膜后再行检查,也可以应用鼻镜检查,纤维鼻咽镜也可以进行检查。一般检查都可以见到鼻中隔不同部位大小不等的穿孔,穿孔周围有干痂存在,除去后可以见到穿孔边缘的出血、黏膜的干燥或萎缩。如果鼻中隔存在痂皮,未见穿孔,则应该除去痂皮,仔细检查。合并外伤的患者,应该仔细收敛检查。

四、诊断与鉴别诊断

鼻中隔穿孔一般诊断不难,但是应该注意鉴别其发病原因。对合并外伤,或其他特殊感染的患者,诊断时一定要注意。另外,还要注意神经衰弱的症状是否与鼻中隔穿孔有关,必要时请有关科室会诊。

五、治疗

鼻中隔穿孔如果症状不明显,患者没有特殊要求,则可以不用治疗,但是平时要注意保护性地采取一些护理措施,以防止症状进一步加重。一般分为保守治疗和手术治疗两种。

(一)保守治疗

鼻中隔穿孔主要应查明原因,进行对症治疗,如抗结核治疗、驱梅疗法。化学性刺激强应改善工作环境,避免再受刺激;局部有肉芽组织可用药物烧灼或电灼;鼻内经常结痂或鼻出血,可涂以1%黄降汞软膏或抗生素软膏;因铬酸引起的溃疡穿孔,须涂以5%硫代硫酸钠软膏;对无炎症反应又有明显鼻功能障碍或临床症状的鼻中隔穿孔,应行手术修补,但全身病因尚未控制,鼻内尚有炎症时,不宜施行手术。一般认为,鼻中隔穿孔在1 cm以上者为大穿孔,手术修补较为困难。

(二)应用赝复物封闭鼻中隔穿孔

应用赝复物封闭鼻中隔穿孔,多用蜡模制作的尼龙纽扣,热石膏模翻制的软塑料塞、盘形硅胶置入周边开槽的中隔赝复物、热处理的丙烯酸树脂纽扣、硅胶封闭器等。Pallauch报道应用硅胶中隔纽扣封闭了136例大小为0.09～1.10 cm^{2}的鼻中隔穿孔,其中100例(73.5%)效果良好。Reiter和Facer亦有类似报道。Dishoech用蜡模封闭鼻中隔穿孔30例,取得了一定的效果。Gray先用硅胶中隔纽扣封闭鼻中隔穿孔,发现易脱落,改用较硬硅胶后效果较好。一般认为,赝复物封闭鼻中隔穿孔,多用于有手术危险者,或肉芽肿和血管性疾病所致鼻中隔穿孔的患者,或穿孔边缘供血不足的患者。

(三)手术治疗

1.适应证

(1)如果在手术中(如鼻中隔矫正手术)不慎撕裂双侧同一部位的黏软骨膜,造成鼻中隔的穿孔,可以在手术当中立即予以修补。

(2)鼻中隔穿孔位于鼻中隔前部,引起鼻内干燥、出血、结痂,或呼吸时有哨音者。

(3)因各种原因所致的鼻中隔穿孔,只要诱发因素已经治愈,可以行鼻中隔穿孔修补手术。

2.禁忌证

(1)鼻中隔穿孔的原因如果为结核、梅毒或其他慢性传染病,若原发因素病因不清或原发病尚未控制时,必须弄清原发因素或待原发病治愈后,再行修补手术。

(2)如果鼻腔或鼻窦内尚有炎症未完全治愈时,应先控制炎症,炎症控制后方可施行手术。

(3)鼻腔有萎缩性黏膜改变,行手术时应予以注意,不应强调为手术绝对禁忌证。

(4)鼻中隔后部的大穿孔,如果筛骨垂直板已经切除,没有明显症状者,可以不行手术治疗。

3.体位与麻醉

鼻中隔穿孔修补手术一般采用半坐位,患者不能耐受手术者,可以采用平卧位,但是头部略抬高。一般应用鼻腔黏膜麻醉加局部浸润麻醉,不能耐受者可以采用全身麻醉。

4.手术进路的选择

较早的鼻中隔穿孔手术基本采用经前鼻孔进路,因视野狭小,操作不便,固定困难,所以经前鼻孔修补1 cm以内的小穿孔尚可以成功,而1 cm以上的大穿孔则成功率不高。

国内外专家学者进行了很多研究:①先应用鼻翼切开使手术进路变得宽大,操作方便。在局部麻醉后,顺鼻翼全层切开,牵拉固定,然后行鼻中隔穿孔修补手术。因切口在鼻翼沟处,无明显瘢痕。切口处可以不缝合,应用耳脑胶或瞬康黏合剂黏合切口。②对复杂的鼻中隔偏曲合并穿孔,采用鼻小柱、鼻翼缘蝶形切开,这样可以充分暴露偏曲的鼻中隔和穿孔处,既可矫正鼻中隔偏曲,又可修补鼻中隔穿孔。切口在鼻尖、鼻翼处,瘢痕不明显,亦可使用黏合剂。③唇龈沟切口:鼻中隔穿孔在前部近鼻底处时,可以采用此切口。局部麻醉后,在上唇系带处向两侧切开约 4 cm,分离至骨面,然后顺梨状孔向鼻底至鼻中隔穿孔分离,进行修补手术。④鼻镜下进路:采用鼻镜下进行手术,可有清楚的视野,准确的操作,缺点是单手操作,配合较差。对鼻中隔后部的穿孔,鼻镜下操作可以和其他进路结合进行,取长补短,保证修补手术的成功。⑤显微镜下手术:有学者报道,在手术显微镜下行鼻中隔穿孔修补,有双手操作、视野清楚、修补仔细的特点。⑥前鼻孔撑开器下手术:用特制的前鼻孔撑开器,可以使前鼻孔开大,而且可以双手操作,但是只适用于鼻中隔前部的穿孔。

5.应用游离组织瓣封闭鼻中隔穿孔

应用游离组织瓣封闭鼻中隔穿孔是国内外常用的修补方法。吴学愚报道应用筋膜嵌入法修补鼻中隔穿孔 7 例,成功 5 例;陈兆和报道应用耳屏软骨膜修补鼻中隔穿孔 9 例,成功 8 例;马培堂、徐怀三等也有类似报道,所用的方法有游离组织瓣嵌入法和外贴法两种。Hussain 报道应用骨膜游离移植修补鼻中隔穿孔取得了一定的效果。失败的病例是因单层组织瓣修补固定不易,易脱落、血运差,中央易发生再穿孔,边缘易出现裂隙等。

6.应用带蒂组织瓣封闭鼻中隔穿孔

早年有学者报道应用带蒂的下鼻甲黏膜瓣转移修补鼻中隔穿孔取得了较好的效果,但需要二期断蒂且手术操作较为复杂。Karkan 报道应用带单蒂或双蒂的鼻中隔黏软骨膜瓣修补鼻中隔穿孔,血运供应好,成功率高,但有内上端固定困难、边缘易出现裂隙等缺点。Rettinger 报道应用旋转鼻中隔黏软骨膜瓣修补鼻中隔穿孔,对 1 cm 以内的较小穿孔较为适宜,而用以修补1 cm 以上穿孔则较为困难。勾大君报道应用双蒂鼻腔外侧壁黏膜瓣修补鼻中隔穿孔效果好,治疗16 例全部愈合,但有鼻塞,而且需要二期断蒂。

7.应用复合瓣封闭鼻中隔穿孔

(1)郭志祥 1964 年报道采用耳后中厚皮片 2 片,在刮除鼻中隔穿孔边缘5～10 mm 的两侧黏膜上皮,使之形成新鲜创面,继将皮片分贴于鼻中隔穿孔的两侧,填塞固定 1～2 天。

(2)先在一侧鼻中隔穿孔之前做弧形切口,沿穿孔周围分离黏骨膜。在另一侧鼻中隔穿孔的上、下做两横切口,上切口于鼻中隔近顶部,下切口沿鼻底外侧,形成上、下两个双蒂黏骨膜瓣。用细肠线缝合两黏骨膜瓣,封闭一侧穿孔。将备用的颞骨骨膜塞入黏骨膜和鼻中隔软骨之间,覆盖鼻中隔穿孔,并超过穿孔边缘5～10 mm,摊平铺贴。然后在原侧鼻底做黏膜瓣,旋转至鼻中隔穿孔处,缝合固定,填塞鼻腔,7 天取出。

(3)Woolford 报道先切除耳后岛状皮肤比鼻中隔穿孔稍大,切口紧贴耳甲腔切除耳甲腔软骨备用。再将鼻中隔穿孔前方正常黏膜弧形切开,向下至鼻底,向后上方及后下方分离黏膜瓣,通常分离至鼻底或至下鼻甲下表面纵向切断黏膜瓣,蒂留于鼻中隔穿孔的后方,利于上面的黏膜瓣向下推进与下面的黏膜瓣对合封闭鼻中隔穿孔。用 3 个 0 的可吸收肠线缝合封闭穿孔。同法切除对侧鼻中隔黏膜瓣,将复合软骨移植片镶嵌在穿孔的软骨与将近封闭穿孔的黏膜瓣之间,皮肤面放在对侧掀起的黏膜瓣下,3 个 0 的可吸收肠线缝合固定软骨移植片,软硅胶鼻夹板无张地的缝合在下面黏膜表面,略松填塞鼻腔。术后第 2 天抽出填塞物,术后第 10 天取出鼻夹板。

8.游离组织瓣的选择

行鼻中隔穿孔的修补,以往多用颞肌筋膜、软骨膜、阔筋膜、骨膜、皮片等。使用筋膜、软骨膜等游离组织瓣,成活后先呈灰白色,然后逐渐转变为淡红色。黏膜上皮的恢复则需要 2 个月以上,所以要定期门诊复查换药。鼻息肉、下鼻甲黏膜因为有黏膜上皮,则成活即为淡红色,但操作时已多少损伤了黏膜上皮,恢复也需要 1 个月以上。皮片的恢复时间更长,而且很难变化至与鼻腔黏膜一样,现在已很少用。

9.手术前后的处理

手术前后的处理也很重要,应该注意以下几个问题。

(1)鼻中隔穿孔术修补前,应常规鼻腔滴药,如呋麻液、复方薄荷油等。每天1～2 次的鼻腔局部冲洗,清除鼻腔痂皮,但要注意,不能损伤鼻腔黏膜。

(2)手术后应常规应用 3～7 天抗生素,应用山莨菪碱、右旋糖酐-40 等药物。抽出鼻腔填塞物后,应用呋麻液、复方薄荷油等滴鼻剂。

(3)3～7 天抽出填塞物后,应每天鼻腔换药,移植组织瓣处最好应用湿的吸收性明胶海绵贴敷,保持湿润。应避免组织瓣干燥,以免影响组织瓣成活。

10.以往手术失败原因

以往鼻中隔穿孔治疗失败的原因主要有以下几种。

（1）手术进路问题：因为以往手术修补鼻中隔穿孔，只从前鼻孔进路，又无撑开器，进路狭窄，操作不便，照明不清楚，术腔视野欠清晰，所以仔细操作受限，是成功率不高的原因之一。

（2）血运问题：以往修补鼻中隔穿孔的方法，大部分是分离穿孔周围的黏软骨膜，将修补的单层瓣膜嵌塞于两层之间，这种情况对于鼻中隔 1 cm 以上的穿孔，瓣膜中央的供血就成为问题，所以容易使瓣膜中央缺血造成再穿孔。

（3）固定问题：因为鼻腔本身狭窄，操作不便，所以以往将瓣膜嵌塞于黏软骨膜下，前部较易固定，但后部的固定就成为问题。只靠填塞，填塞操作稍微不慎，就可以使填塞的瓣膜移位，重者使瓣膜脱落，轻者边缘出现裂缝，使手术失败。

（4）带蒂瓣膜问题：有报道应用带蒂的下鼻甲黏膜瓣，外侧壁黏膜瓣等修补鼻中隔穿孔。除了操作上的困难以外，只要固定好，应该效果很好，但是手术后有暂时鼻塞，二次手术，引起泪道堵塞等弊病。

（5）游离瓣膜的问题：游离瓣膜的选择，以往多应用鼻腔以外的组织，即使成活好，黏膜上皮的恢复也需要很长的时间，有些组织，如皮片，基本上不能恢复到较为正常的鼻腔黏膜上皮，所以即使穿孔封闭也不能恢复成为鼻中隔黏膜上皮的功能。

（6）术后处理的问题：鼻中隔穿孔的术后处理是很重要的，手术中不适当力量的填塞，鼻腔换药干湿度的掌握上，过度干燥可以造成移植瓣膜的缺血坏死。

第三节　鼻中隔脓肿

鼻中隔脓肿为鼻中隔软骨膜或骨膜下积脓，多发生于鼻中隔软骨部。单侧者少见。

一、病因

（1）大多由鼻中隔血肿而来，故多见于外伤或鼻中隔手术后。鼻中隔的血液供应来自筛前动脉、筛后动脉、腭大动脉和鼻腭动脉，其中鼻腭动脉由蝶腭动脉分出，经犁骨的动脉沟直达犁骨尖端，并与穿过切牙孔的腭大动脉分支相吻合。由于鼻中隔软骨膜或骨膜为一较为坚韧的结缔组织，其下方的出血不易穿破，血液淤积于下方而形成血肿。鼻外伤多见于儿童，因跌伤、击伤引起鼻中隔血肿，未及时引流，继而感染而成脓肿；鼻中隔手术形成血肿，继发感染而成脓肿。另

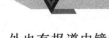

外也有报道内镜术后并发鼻中隔脓肿,考虑可能原因有手术对鼻黏膜的损伤,尤其是鼻中隔利特尔区及下鼻甲前端;术前准备不足,未行抗感染治疗;手术器械的污染;术后鼻腔清理不及时等。

(2)鼻中隔黏膜损伤,化脓菌侵入黏骨膜下发炎化脓。曾有因鼻腔插十二指肠引流管受伤后,引起鼻中隔脓肿的病例报道。

(3)邻近组织的炎症如鼻、唇、鼻中隔小柱及上切牙根感染,炎症蔓延至鼻中隔形成脓肿。

(4)急性传染病,如麻疹、伤寒、流行性感冒、猩红热、丹毒等,亦可并发鼻中隔脓肿。

二、临床表现

以全身及局部急性发炎症状为主,如寒战、发热、周身不适、鼻梁和鼻尖红肿疼痛,并伴有触痛,可向额部放射等。脓肿可先发于鼻中隔一侧,但因毒素侵蚀和营养障碍,致软骨坏死,使脓肿向两侧扩散,引起两侧重度鼻塞。

三、诊断与鉴别诊断

一般诊断较易。遇患鼻中隔血肿者,如疼痛加重、体温上升,应考虑感染化脓的可能。前鼻镜检查,可见鼻中隔黏膜向两侧膨隆充血,触之柔软有波动感及压痛。鼻道阻塞,有黏性分泌物。严重者鼻梁部亦红肿,鼻尖部有明显压痛。颌下淋巴结常肿胀、压痛。

(一)鼻中隔血肿

局部症状较轻,无急性炎症症状,穿刺抽吸,仅吸出血液。

(二)梅毒瘤

多发生于鼻中隔骨部,向两侧隆起,黏膜亦充血,探针触之质地较硬。无发热及炎性症状,亦无外伤及手术史,梅毒血清试验阳性。

四、并发症

(1)鼻中隔脓肿若不及时治疗,其液体压力可致鼻中隔软骨与软骨膜分离,导致鼻中隔软骨缺血性坏死,骨性鼻中隔也可受累,将形成鞍鼻畸形。据 Ambrus (1981)在 7 例鼻中隔脓肿的出院后随访中发现,有 3 例出现明显的鞍鼻畸形。

(2)鼻中隔脓肿自行溃破,成为鼻中隔穿孔。

(3)炎症扩散至鼻梁部软组织。经静脉逆行,可引起海绵窦栓塞。鼻中隔脓肿导致颅内感染,可能有以下几个途径。①静脉通道:经鼻中隔前部的静脉与上唇危险三角区内静脉网连通眼静脉、筛静脉、面后静脉、翼丛静脉等与海绵窦沟通,海绵窦又与脑膜紧贴,筛静脉亦可直接与上矢状窦相连接。②淋巴通道:已证实上鼻道淋巴可经筛板、垂直板与蛛网膜下腔相通。③嗅神经通道:嗅神经丝周围鞘膜间隙可能提供了从嗅区穿过筛板的颅内通道,导致鼻源性脑脓肿等颅内感染。④鼻外伤、骨折、局部病变腐蚀或经先天性缺损而直接侵犯。

(4)细菌经血行感染,可引起败血症。

(5)其他:有报道鼻中隔脓肿可致眶蜂窝织炎、急性上颌骨骨髓炎等。

五、治疗

鼻中隔血肿的及时处理是预防鼻中隔脓肿及其并发症发生的关键。鼻中隔脓肿一经确诊后,应及早行切开排脓,可防止鼻中隔软骨的破坏。术前应向患者说明,术后可遗留塌鼻畸形等不良后果。王忠新等认为也可不行切开,仅行穿刺抽脓加凡士林纱条填塞双侧鼻腔,一次即可治愈,必要时可再穿刺一次。切开位置:一般于鼻中隔一侧沿鼻底部做水平切口,以利于充分引流。若脓肿发生于鼻中隔手术后者,可将原切口分开,并向后扩大切口,用吸引器将脓吸净,去除残留病变骨片,术中可用抗生素溶液冲洗脓腔。同时应用广谱抗生素治疗,待脓液细菌培养及药敏测定后,再改用敏感性抗生素。

鼻中隔脓肿切开引流时,如发现鼻中隔软骨部已广泛破坏,估计有塌鼻畸形者,应考虑整形问题。曾有学者倡导用早期软骨置入法:待脓液排净,炎症控制后,即取储藏软骨片置入创口,可免以后鼻部畸形。大多数学者却认为炎症消退2～3个月后,方可进行鼻部矫形手术。

第四节　鼻中隔偏曲

鼻中隔偏曲是由于鼻中隔在发育过程中受某些因素影响所致的结构上的畸形,形态上向一侧或两侧偏斜,或局部突起,可影响鼻腔生理功能,并引起一系列病理变化。鼻中隔部分呈尖锐突起者称棘突或距状突;呈长条状隆起者称嵴突;若鼻中隔软骨突入鼻前庭则称鼻中隔软骨前脱位。事实上鼻中隔完全正直者甚少,常有不同程度的偏曲,且上述各种形态可同时存在。如无功能障碍,可不做任何处理。此病以成年人多见,新生儿及婴儿亦可有之。恒牙萌生后,其发病率随年龄而增长,男性比女性多,左侧较右侧多。

一、临床分型

由于鼻中隔在新生儿时为软骨,以后犁骨与筛骨垂直板先后逐渐骨化,在生长发育过程中,受外界影响而使鼻中隔的形态变异,可出现各种症状。现将各种类型分述如下。

(一)按部位分类

1.软骨部偏曲

多为外伤所致,常引起鼻呼吸障碍。软骨部前端偏曲,向一侧鼻前庭突出。称鼻中隔软骨脱位,该处黏膜干燥,易致鼻出血。

2.骨部偏曲

多因发育异常或肿块压迫所致。筛骨垂直板偏曲,常压迫中鼻甲,阻塞中鼻道,影响该侧鼻腔通气和引流。犁骨偏曲则形成鼻中隔嵴突。

3.混合型偏曲

多由于幼年鼻外伤,偏曲随生长而发展。其偏曲不仅累及鼻中隔各部分,且伴有鼻腔侧壁畸形,故严重影响鼻部生理功能,并成为耳鼻咽部并发症的重要病因。

(二)按形态分类

1.C形偏曲

鼻中隔软骨与筛骨垂直板均向一侧偏曲,与该侧中、下鼻甲接触,阻碍鼻腔呼吸和引流。

2.S形偏曲

筛骨垂直板向一侧偏曲,中隔软骨向另一侧偏曲。常致两侧鼻腔呼吸和引流障碍。

3.嵴突(骨嵴)

鼻中隔的长条形突起,自前下方向后上方倾斜。多为鼻中隔软骨、鼻嵴或犁骨上缘混合偏曲。有的为鼻中隔软骨边缘脱位与犁骨重叠所致。伸入中鼻道的嵴突,可阻塞上颌窦和筛窦开口,一般对呼吸的障碍不大。位于前下方的嵴突常为鼻出血的局部原因。

4.距状突(骨棘)

距状突(骨棘)为局限性尖锐突起,常位于鼻中隔软骨的后端,或其与筛骨垂直板、犁骨交接处。其尖端压迫鼻甲黏膜,可引起反射性头面部神经痛。

（三）按高低分类

高位偏曲常阻塞中、上鼻道，压迫中鼻甲，常为鼻窦炎的病因。低位偏曲除阻碍分泌物引流外，影响较小。

（四）按偏斜方向分类

有纵偏、横偏及斜偏，除鼻中隔偏曲外，常伴有鼻外形歪斜。

二、病因

鼻中隔偏曲的病因尚无定论，多认为有以下各因素。

（一）外伤

外伤为鼻中隔偏曲的主要原因，直接或间接损伤鼻部均可造成。直接外伤常有鼻骨骨折、鼻中隔骨折及鼻中隔软骨脱位，引起鼻中隔变形。幼儿受伤后，常使筛骨垂直板、犁骨、鼻嵴及鼻中隔软骨的连接处发生脱位现象。因各骨发育不全，当时症状不显，随年龄增长，鼻中隔在发育过程中逐渐形成偏曲。新生儿鼻中隔偏曲的主要原因，为分娩产程中，颅骨在产道受压迫，使两侧颧骨及上颌骨向中线挤压，致腭弓向上扭转和鼻中隔组成部分形态改变而发生。鼻中隔后部骨化较早，且有鼻骨和颅骨保护，受伤机会极少，不易引起偏曲。但鼻中隔前部即软骨部，位于鼻梁中央皮下，易受外伤，发生脱位和偏曲。

（二）发育异常

鼻中隔上部的鼻骨、筛骨和其下的颌骨、腭骨、犁骨等一般发育较早，而鼻中隔软骨发育较晚，使后者四面受限制，造成鼻中隔前端偏曲。后有筛骨垂直板和犁骨的阻挡，鼻中隔软骨发育困难，多形成矩状突。头颅骨在发育期，抵抗力最弱处为犁骨和鼻中隔软骨接合处，故偏曲多在此处发生。亦有认为犁骨发育过度或切牙发育错乱为鼻中隔偏曲的原因。

（三）高拱硬腭

某些腺样体肥大患者，鼻腔阻塞，张口呼吸，日久，硬腭向鼻腔高拱，形成高拱硬腭，使鼻顶与鼻底距离缩短，鼻中隔发育受限制，逐渐呈偏曲状态。有学者通过测量证实，硬腭高拱者，多伴有鼻中隔偏曲；但亦发现不少鼻中隔端正，而具有高拱硬腭者。学者认为，鼻中隔位于前颅底和硬腭之间，从硬腭至筛骨板距离约为 5 cm，若短于此数，则易形成鼻中隔偏曲。

（四）遗传因素

有人提出鼻中隔偏曲的发生与遗传因素有关。如父为长形头颅，母为小平形头颅,其子女可能鼻中隔巨大而鼻腔狭小,致鼻中隔无发展余地,在发育中逐渐形成偏曲。亦有认为单纯性偏曲可能为遗传性,多发性偏曲常为外伤所致。曾发现某些家庭中有同样鼻外或鼻内畸形的现象。

(五)压迫因素

鼻腔内肿瘤或异物压迫,可使鼻中隔偏向一侧。有学者认为鼻甲肥大亦可压迫中隔使之偏曲,但也有反对其说者。

总之,引起鼻中隔偏曲的因素较复杂,以外伤和发育异常为主。高拱硬腭和鼻中隔偏曲均属畸形发育,其相互关系不能单纯从局部解剖观点解释,应当进一步从生理角度来考虑。至于遗传因素,尚有待今后多加观察研究。

三、临床表现

(一)鼻塞

鼻塞程度与鼻中隔偏曲的程度有关,为最常见症状,多呈持续性,多见于偏曲侧。不仅与鼻中隔偏曲造成鼻腔狭窄有关,而且与偏曲的影响造成层流减少、涡流增加关系密切,平时患者感觉呼吸不畅,受冷和感冒时症状加重。对侧鼻腔初尚通畅,日久因生理性填补空间作用,使黏膜及鼻甲代偿性肥厚,以致鼻腔变小,两侧持续性鼻塞。若是儿童,长期鼻塞,经口呼吸,则影响发育,可造成肺部扩张,形成鸡胸。鼻塞严重者可以出现嗅觉减退。

(二)鼻出血

鼻出血多发生于鼻中隔偏曲的一侧或棘、嵴处,该处黏膜张力大且黏膜较薄,局部血液供应丰富,黏膜由于气流的刺激容易干燥,故易出血。

(三)反射性头痛

偏曲的鼻中隔黏膜常与中、下鼻甲相接触,引起同侧的反射性头痛。此外,鼻中隔偏曲引起气流的变化,造成偏曲部位的后方局部黏膜水肿引起头痛。

四、诊断与鉴别诊断

鼻中隔偏曲的诊断一般不难。前部的偏曲,用鼻镜检查即可发现;后部的偏曲,用血管收缩剂收缩黏膜后,也易查见。但鼻中隔偏曲的诊断标准差异甚大,检查应注意:①距状突或嵴突,是否压迫相对的鼻甲黏膜。②偏曲部分是否影响鼻道引流。③鼻腔侧壁的相应变化,如鼻甲肥大、黏膜增厚等。④注意后部的偏曲及高位偏曲。鼻窦 CT 及鼻镜检查有利于更加细致地了解鼻中隔偏曲的程度、部位及相邻结构的异常,利于手术方案的选择。

鼻中隔偏曲的判断标准尚未统一,可分为3类,即3度。

(1)Ⅰ度:轻度偏曲。鼻中隔偏曲部与鼻腔侧壁不接触,对鼻腔功能和鼻窦引流尚无妨碍者。

(2)Ⅱ度:较重偏曲。偏曲部与鼻腔侧壁接触,或伴有对侧鼻甲代偿性肥大或萎缩性改变,已影响鼻功能及鼻窦引流者。

(3)Ⅲ度:严重偏曲。偏曲部与鼻腔侧壁紧靠,距状突或嵴突紧压鼻甲骨,以细棉签探查不能通过,伴有极明显鼻塞等症状者。

五、治疗

(一)手术适应证

(1)鼻中隔偏曲引起持续性鼻塞者。

(2)鼻中隔偏曲妨碍鼻窦通气及引流者。

(3)鼻中隔嵴突或距状突压迫鼻甲引起反射性头痛者。

(4)鼻中隔偏曲引起反复鼻出血者。

(5)鼻中隔偏曲伴一侧鼻腔有萎缩者。

(6)鼻中隔偏曲影响咽鼓管功能,发生耳聋、耳鸣者。

(7)鼻中隔偏曲伴有歪鼻者。

(二)手术禁忌证

(1)急性炎症期。

(2)伴全身性疾病。

(3)年龄在18岁以下,鼻部发育未全者。

(三)手术治疗的原则

1996年Lopatin提出鼻中隔矫正术中的生物力学原则:鼻中隔软骨处于一种平衡的力的状态下,这些力会在做切口的软骨侧或在软骨膜剥离侧释放出来,从软骨直的一面剥离软骨膜会使软骨弯向未剥离的一侧,从鼻中隔偏曲的凹面做切口和剥离软骨膜可拉直软骨,从鼻中隔偏曲的凸面做切口和剥离软骨膜可增加原有的弯曲度,术后发生弯曲的程度与软骨的厚度成反比。因此,鼻中隔偏曲的矫正应充分考虑鼻中隔的力学原则,根据其偏曲的程度及部位采用不同的手术方式,以便取得良好的手术效果。

1.鼻中隔后段偏曲

鼻中隔后段偏曲即鼻中隔骨性偏曲。多采用经典的Killian鼻中隔黏膜下

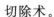

切除术。

2.鼻中隔前段、高位偏曲

主要是鼻中隔软骨部偏曲。适用于行鼻中隔黏膜下矫正术,即鼻中隔整形术或鼻中隔成形术。此手术可以克服鼻中隔黏膜下切除术切除鼻中隔软骨及骨过多而造成的鼻小柱收缩、鼻尖塌陷及鼻中隔黏膜松弛,呼吸时鼻中隔随气流而飘动,患者仍有鼻塞感等缺点。

3.鼻中隔软骨段偏斜,合并有软骨段歪鼻或鼻中隔软骨前下缘脱位者

其特征是鼻中隔软骨本身尚平直,但偏离中线,并与鼻中隔后段相交成钝角,故影响鼻呼吸功能及鼻梁外形,可通过转门法手术同时矫正鼻中隔偏曲、鼻中隔软骨脱位及歪鼻。

4.鼻中隔偏曲合并骨性歪鼻

毋哲生采取鼻内切口鼻中隔-鼻成形术,其方法为常规行鼻中隔矫正术同时将鼻中隔与鼻梁完全断离,如鼻中隔无明显畸形,则单纯将鼻中隔与鼻梁断离。

5.儿童的鼻中隔手术

一个世纪以来,一直认为鼻中隔在鼻及面部骨骼的发育中起重要作用,因此许多医师认为未成年儿童行鼻中隔手术会影响鼻及面部发育。Hayton(1948)观察31例采用经典的鼻中隔黏膜下切除术的6～14岁儿童,其中有10人发生鼻部变宽、鼻尖塌陷,从此建立16岁以下儿童勿施行鼻中隔手术的观念。近年,一些学者通过动物实验对此观点产生了质疑,Bernstein(1973)用不满周岁的小狗做鼻中隔黏膜下切除术,保留两侧的黏软骨膜完整,部分动物将切下的软骨做移植瓣置入两侧黏软骨膜中,经观察没有对任何一只狗鼻部及面部的骨骼发育发生影响,认为软骨膜在鼻中隔的生长过程中起重要作用,儿童如采用保守的鼻中隔成形术,并不影响鼻及面部的发育。目前认为,儿童如因鼻外伤或其他原因造成鼻骨骨折鼻中隔脱位偏曲时,应及时将鼻骨复位,鼻中隔偏曲可采用鼻中隔成形术,以避免以后骨折畸形愈合,瘢痕粘连造成手术困难。新生儿鼻中隔脱位的发生率为1.9%～4%,应尽早手法复位,最好不要超过出生后3周。

6.鼻中隔的二次手术

鼻中隔第一次手术时因种种原因手术矫正不足、症状未消除,应做第二次手术,第二次手术最好在第一次手术后1～2周内施行,此时鼻中隔腔粘连不牢固,可自原切口进入,分离两侧的黏软骨膜再进行矫正。如在1～2个月以后,中隔腔已粘连牢固,分离困难,易造成穿孔。

7.其他

对于鼻中隔软骨部锐利的骨棘,由于其比较薄而锐利,通常采用铲除法。对于鼻中隔嵴突则采取切除法。若遇到严重的鼻中隔偏曲且伴有鼻尖塌陷者,则可采用Joriumi(1994)介绍的鼻中隔次全重建术。

第五节　鼻腔牙及鼻窦牙

鼻腔牙亦名额外牙或逆生牙,若伴有病侧上列牙齿数目不全者,则称为异位牙。只有当病侧上列牙齿数目齐全者,方称为额外牙或逆生牙。可发生于任何年龄。多发生于鼻腔底部,有时可并发鼻石。额外牙或异位牙若发生于上颌窦底部者,即为鼻窦牙。

一、病因

可为外伤之后果,但多数属先天性异常,即牙始基被挤压于异常位置上发育所致。

二、症状

鼻窦牙可无症状而于体检时偶然发现;鼻腔牙患者早期亦可症状不显著,或仅有一侧鼻腔轻度鼻塞、流涕,当渐进性加重且出现鼻腔异物症状之后始来就诊。

三、检查

鼻镜检查可见鼻腔前端底部有白色或褐色突起硬物,用探针触之质硬且不活动。突起物有时可位于鼻腔外侧壁上或鼻前庭底部。若伴有囊性牙根肉芽肿,则可抽出液体。CT检查可见一密度增高的牙样阴影,往往牙根在鼻腔或鼻窦底部骨质内,而牙冠向腔内突出。

四、治疗

可在表面麻醉或局麻下拔除鼻腔牙。伴有囊肿者,须同时完整切除。若位于鼻窦内者,则应行鼻窦手术。

第六节 鼻 石

鼻石为一少见病。一般为单侧鼻腔出现单个鼻石,多发性结石或发生于双侧鼻腔者亦偶尔有报道。巨大鼻石可致鼻中隔或硬腭穿孔,或可侵入同侧上颌窦及筛窦。病程缓慢,常常历经数年。

一、病因

以细小异物为核心,鼻腔分泌物、泪液或炎性渗出物中经浓缩分解出的多种无机盐类(如碳酸钙、磷酸钙、磷酸铵、氯化钠及镁盐等)逐渐沉积于小异物表面,日久形成鼻石。

二、症状

虽其症状近似于鼻腔异物,如表现为一侧鼻塞,渐进性加重,流脓性或血性鼻涕,可有臭味等,但以成人多见,且可伴有头痛、头昏等症状。

三、检查

先清除鼻腔内分泌物后,即可查见一侧总鼻道中有块状物,形状不规则,表面欠光滑,状如砂石或桑葚,可呈白、黑或灰褐色,若用探针触之,其质坚如石,常可使其邻近黏膜出现溃疡及肉芽,巨大鼻石可将鼻中隔推向对侧,甚至压迫鼻中隔及硬腭而使其穿孔。曾有报道鼻石累及同侧上颌窦及筛窦者。CT 扫描可进一步了解鼻石的形状、大小、侵犯部位及范围。

四、治疗

一般多可在表麻或局麻下经前鼻孔取出。若鼻石较大而不易取出者,宜先用咬钳咬碎后再分次取出。倘若其特别巨大,且部分已进入同侧上颌窦者,可根据具体情况,以鼻侧切开或 Caldwell-Luc 手术进路取除。

第七节 鼻 腔 异 物

鼻腔异物是鼻腔内外来的物质,多发生于儿童。主要有 3 种类型:①非生物类,如包糖纸、塑料玩具、纽扣、项链珠、玻璃珠、小石头等。②植物类,如豆类、花生、瓜子、果核等。③动物类,如昆虫、蛔虫、蛆虫、水蛭等。

一、病因

异物可由前鼻孔、后鼻孔或外伤穿破鼻腔各壁进入鼻腔。

(1)儿童好奇,误将玩具零件或食物塞入鼻孔而进入鼻腔,不敢告诉家长,日久忘记,至发生感染和出血,始被注意。

(2)呕吐、打喷嚏时,可使食物、蛔虫经后鼻孔进入鼻腔。

(3)外伤、战伤或工伤时异物进入鼻腔,常合并鼻窦和眼眶异物。

(4)鼻腔内手术时,手术者不慎将纱条或油纱条填入鼻腔而忘记取出,称医源性异物。

二、临床表现

视异物大小、形状、类型、性质而异,主要症状为患侧鼻塞,脓性鼻涕,带有臭气和血性,有时因慢性鼻出血,可引起贫血症状,如面色苍白、周身乏力、易疲劳、多汗等。少数病例以异物为核心形成鼻石。

三、诊断

详细询问病史。吸出鼻前庭和鼻腔内分泌物,用血管收缩剂收敛红肿的鼻腔黏膜,仔细用前鼻镜或纤维鼻咽镜观察,必要时可用钝头探针触摸异物的大小、性质和所在部位。X线检查仅对金属性和矿物性异物有诊断价值。

四、治疗

根据异物的性质、大小而治疗方法各异。

(1)对鼻腔前部的圆形光滑异物不可用鼻镊夹取,以免将异物推至鼻腔深部,甚至坠入喉内或气管中,而发生窒息危险。需用弯钩或曲别针,自前鼻孔伸入,经异物上方达异物后面,然后向前钩出。对小儿患者需将全身固定,以防挣扎乱动,必要时可用全身麻醉。

(2)对不能钩出的较大异物,可用粗型鼻钳夹碎,然后分次取出。

(3)对过大的金属性或矿物性异物,可行唇龈沟切开经梨状孔取出,对一些在上颌窦或额窦的异物,需行上颌窦或额筛窦凿开术取出。

(4)对有生命的动物性鼻腔异物,需先用乙醛或氯仿棉球塞入鼻腔内,使之失去活动能力,然后用鼻钳取出。

第六章

咽部炎性疾病

第一节　急性鼻咽炎

急性鼻咽炎是鼻咽部黏膜、黏膜下和淋巴组织的急性炎症,好发于咽扁桃体。在婴幼儿较重,而成人与较大儿童的症状较轻,多表现为上呼吸道感染的前驱症状。

一、病因

致病菌主要为乙型溶血性链球菌、葡萄球菌,亦可见病毒与细菌混合感染病例。受凉、劳累等因素致使机体抵抗力下降是其诱因。

二、临床表现及检查

(一)临床表现

在婴幼儿,全身症状明显,且较重。常有高热、呕吐、腹痛、腹泻及脱水症状,有时可出现脑膜刺激症状。严重时可出现全身中毒症状。而局部症状为鼻塞及流鼻涕,且多在起病后数天出现。鼻塞严重时可出现张口呼吸及吸乳困难。鼻涕可为水样涕,亦可是黏脓性。成人及较大儿童,全身症状不明显,而以局部症状为主,如鼻塞及流水样涕或黏脓性涕,且常有鼻咽部干燥感或烧灼感症状,有时会头痛。

(二)检查

颈部淋巴结可肿大并有压痛。口咽部检查可见咽后壁有黏脓性分泌物自鼻咽部流下。鼻咽部检查显示黏膜弥漫性充血、水肿,多以咽扁桃体处为甚,并有黏脓性分泌物附着。婴幼儿因检查难以配合,鼻咽部不易窥见。

三、诊断

成人和较大儿童,由于局部症状明显,检查配合,在间接鼻咽镜及纤维鼻咽镜下较易看清鼻咽部病变情况,故诊断不难。而在婴幼儿,多表现为较重的全身症状,早期易误诊为急性传染病及其他疾病,待局部症状明显时才考虑到此病。故婴幼儿出现鼻塞、流鼻涕且伴有发热等全身症状时,应考虑到本病的可能。颈部淋巴结肿大和压痛有助于诊断。

四、并发症

急性鼻咽炎可引起上、下呼吸道的急性炎症,咽后壁脓肿及中耳炎症。在婴幼儿可并发肾脏疾病。

五、治疗

(1)全身及局部治疗:根据药敏试验结果选用相应抗生素或选用广谱抗生素全身应用,对病情严重者,须采取静脉给药途径,足疗程足量,适当应用糖皮质激素,以及时控制病情,防止并发症的发生。

(2)另外支持疗法的应用:如婴幼儿须卧床休息,供给新鲜果汁和温热饮料、补充维生素,以及退热剂的应用等。

(3)局部治疗多用0.5%～1%麻黄碱或0.05%羟甲唑啉及3%链霉素滴鼻剂或其他抗生素滴鼻剂滴鼻,以便使鼻部分泌物易于排出,使鼻塞症状改善,抗生素药液易流到鼻咽部,达到治疗目的。

(4)另外局部涂以10%弱蛋白银软膏亦可减轻症状。

(5)如本病反复发作,在已控制炎症的基础上可考虑行腺样体切除术。

六、预后

成人和较大儿童预后良好。婴幼儿患者可因其并发症或全身中毒症状过重而有生命危险。

第二节　慢性鼻咽炎

一、病因

慢性鼻咽炎是一种病程发展缓慢的慢性炎症,常与邻近器官或全身的疾病并存。急性鼻咽炎反复发作或治疗不当、鼻腔及鼻旁窦炎症时分泌物刺激、鼻中隔偏曲、干燥及多粉尘的环境、内分泌功能紊乱、胃肠功能失调、饮食无节制等因素均可能为其诱因。而腺样体残留或潴留脓肿、咽囊炎等可能使鼻咽部长期受到刺激而引起炎症。

慢性鼻咽炎与很多原因不明的疾病和症状有密切关系：如头痛、眩晕、咽异物感、变应性鼻炎、风湿性心脏病及关节炎、长期低热、牙槽溢脓、口臭及嗅觉消失等。当慢性鼻咽炎治愈后，这些久治不愈的疾病或症状，有时也可获得痊愈或有明显改善。

二、症状与检查

鼻咽干燥感，鼻后部有黏稠分泌物，患者经常想将之咳出或吸涕，故可频繁咳痰或吸痰，还可有声音嘶哑及头痛等，头痛多为枕部钝痛，为放射痛。检查可见鼻咽黏膜充血、增厚，且有稠厚黏液或有厚痂附着。咽侧索可红肿，特别在扁桃体已切除后的患者，是为代偿性增生肥厚。全身症状不明显。

三、诊断

因病程发展很慢，可长期存在而不被察觉，一般的检查方法难以确诊。而电子纤维鼻咽镜检查不难确诊。Horiguti(1966)建议用蘸有 1％氯化锌液的棉签涂软腭的背面或鼻咽各壁，慢性鼻咽炎患者在涂抹时或涂抹后局部有剧烈的疼痛，并有少量出血，或可提示。较固定的放射性头痛的部位，也可确诊：如软腭背面的疼痛向前额部放射，鼻咽后壁的疼痛向枕部放射，鼻咽顶部的疼痛向顶部放射，下鼻道后外侧壁的疼痛向颞部放射。

四、治疗

找出致病原因，予以病因治疗，而加强锻炼，增加营养，多饮水，提高机体抵抗力更为重要。局部可用 1％氯化锌液涂擦，每天 1 次，连续 2～3 周。应用 5％～10％硝酸银涂抹鼻咽部，每周 2～3 次。还可使用 3％链霉素滴鼻剂和油剂（如复方薄荷油滴鼻剂、清鱼肝油等）滴鼻，且可应用微波及超短波电疗等物理疗法，以改善其症状。

第三节　急性扁桃体炎

急性扁桃体炎为腭扁桃体的急性非特异性炎症，常继发于上呼吸道感染，可伴有不同程度的咽部黏膜和淋巴组织的急性炎症。多见于10～30岁的青少年，一般以春秋两季气温变化时最多见，常由于劳累、受凉、潮湿、烟酒过度、营养不良而发病。主要致病菌为乙型溶血性链球菌。本病可通过飞沫、食物或直接接触传染，潜伏期为2～4天。

一、病理学分类

依据病理变化可分为3类。

(一)急性卡他性扁桃体炎

急性卡他性扁桃体炎多为病毒(腺病毒、流感或副流感病毒等)引起，病变较轻。扁桃体表面黏膜充血，无明显渗出物。

(二)急性滤泡性扁桃体炎

侵入扁桃体实质内的淋巴滤泡，引起充血、肿胀，重者可出现多发性小脓肿，隐窝口之间的黏膜下可见较多大小一致的圆形黄白色点状化脓滤泡。这些化脓的滤泡一般不隆起于扁桃体表面，但透过黏膜表面可以窥见。

(三)急性隐窝性扁桃体炎

扁桃体充血肿胀，隐窝内有由脱落上皮细胞、纤维蛋白、白细胞及细菌等组成的渗出物，且可逐渐增多，从隐窝口溢出，有时互相连成一片形似假膜，易于拭去。

临床上常将急性滤泡性扁桃体炎和急性隐窝性扁桃体炎合称为急性化脓性扁桃体炎。

二、诊断

(一)症状与体征

1.全身症状

多见于急性滤泡性和急性隐窝性扁桃体炎，起病较急，可有畏寒、高热、头痛、食欲缺乏、乏力、便秘等。一般持续3～5天。小儿可因高热而引起抽搐、呕吐及昏睡。

2.局部症状

剧烈咽痛，起初多为一侧痛，继而发展至对侧，也可放射至耳部。吞咽或咳嗽时咽痛加重。疼痛较剧者可致吞咽困难，说话时言语含混不清。若炎症波及咽鼓管，则可出现耳闷、耳鸣及耳痛症状，有时还可引起听力下降。幼儿的扁桃体肿大还可引起呼吸困难。

3.体格检查

(1)患者呈急性病容,面色潮红,高热,不愿说话或畏痛而惧怕做吞咽动作。口臭,伸舌可见舌苔。

(2)咽部黏膜呈弥漫性充血,以扁桃体及两腭弓最严重。

(3)腭扁桃体肿大,在其表面可见黄白色点状脓疱,或在隐窝口处有黄白色或灰白色点状豆渣样渗出物,可连成一片形似假膜,易拭去。

(4)下颌角淋巴结肿大,且有明显压痛。有时因疼痛而感转头不便。

(二)特殊检查

实验室检查:急性扁桃体炎时,血常规检查白细胞总数和中性粒细胞常增多。可有血沉和C-反应蛋白增高。

三、鉴别诊断

急性扁桃体炎需与咽白喉、猩红热、樊尚咽峡炎及单核细胞增多症、粒细胞缺乏症、白血病引起的咽峡炎等相鉴别。白喉等传染性疾病通常具有传染源接触史、典型的全身表现及实验室检查结果,咽部分泌物或假膜涂片查找不同病原体可供鉴别。血液系统疾病可通过血常规等实验室检查以资鉴别,必要时可行骨髓穿刺细胞学检查。

四、治疗要点

(一)抗生素治疗

抗生素治疗为主要治疗方法。首选青霉素,根据有无化脓,体温、血常规异常等情况,决定给药途径(静脉或肌内注射)。对于部分中性粒细胞下降的患者可采用抗病毒药。

(二)局部治疗

局部治疗常用含漱液、含片或喷剂,如复方硼砂溶液、1∶5 000呋喃西林溶液、西地碘片、草珊瑚含片、西瓜霜喷剂等。

(三)一般治疗

卧床休息,多饮水,半流质或软食,加强营养及疏通大便。咽痛或高热时,可服用解热镇痛药。

第四节　慢性扁桃体炎

慢性扁桃体炎多由急性扁桃体炎反复发作或因腭扁桃体隐窝引流不畅,窝内细菌、病毒滋生感染而演变为慢性炎症,是临床上最常见的疾病之一。

一、病因

本病的发生机制尚不清楚,链球菌和葡萄球菌为本病的主要致病菌。

(1)急性扁桃体炎反复发作,使隐窝内上皮坏死,隐窝引流不畅,细菌与炎性渗出物聚集其中,导致本病。

(2)继发于急性传染病,如猩红热、白喉、流感、麻疹等。也可继发于鼻腔及鼻窦等邻近组织器官感染。

(3)近年来一些学者认为慢性扁桃体炎与自身变态反应有关。

二、病理

本病可分为 3 型。

(一)增生型

因炎症反复刺激,腺体淋巴组织与结缔组织增生,腺体肥大、质软,突出于腭弓之外,多见于儿童。扁桃体隐窝口宽大,可见有分泌物堆集或有脓点。镜检:腺体淋巴组织增生,生发中心扩大,丝状核分裂明显,吞噬活跃。

(二)纤维型

淋巴组织和滤泡变性萎缩,为广泛纤维组织所取代,因瘢痕收缩,腺体小而硬,常与腭弓及扁桃体周围组织粘连。病灶感染多为此型。

(三)隐窝型

腺体隐窝内有大量脱落上皮细胞、淋巴细胞、白细胞及细菌聚集而形成脓栓或隐窝口因炎症瘢痕粘连,内容物不能排出,形成脓栓或囊肿,成为感染灶。

三、临床表现

常有急性扁桃体炎反复发作病史,发作时常有咽痛;发作间歇期自觉症状少,可有咽干、发痒、异物感、刺激性咳嗽等轻微症状。若扁桃体隐窝内潴留干酪样腐败物或有大量厌氧菌感染,则出现口臭。小儿患者如扁桃体过度肥大,可能出现呼吸不畅、睡眠打鼾、吞咽或言语共鸣障碍。由于隐窝脓栓被咽下，刺激胃肠，或隐窝内细菌、毒素等被吸收引起全身反应，导致消化不良、头痛、乏力、低热等。

四、检查

扁桃体和腭舌弓呈慢性充血，黏膜呈暗红色。挤压腭舌弓时，隐窝口可见黄、白色干酪样点状物溢出。扁桃体大小不定，成人扁桃体多已缩小，但表面可见瘢痕，凹凸不平，常与周围组织粘连。患者下颌角淋巴结常肿大。

五、诊断及鉴别诊断

根据病史，结合局部检查进行诊断。患者有反复急性发作病史，为本病诊断的主要依据。局部检查时如发现扁桃体及腭舌弓慢性充血，扁桃体表面凹凸不平，有瘢痕或黄白色点状物，挤压腭舌弓有分泌物从隐窝口溢出，则可确诊。扁桃体的大小并不表明其炎症程度，故不能以此做出诊断。本病应与下列疾病相鉴别。

(一)扁桃体生理性肥大

扁桃体生理性肥大多见于小儿和青少年，无自觉症状，扁桃体光滑、色淡，隐窝口清晰，无分泌物潴留，与周围组织无粘连，触之柔软，无反复炎症发作病史。

(二)扁桃体角化症

扁桃体角化症常易误诊为慢性扁桃体炎。角化症为扁桃体隐窝口上皮过度角化，出现白色尖形砂粒样物，触之坚硬，附着牢固，不易擦拭掉。如用力擦除，则遗留出血创面。类似角化物也可见于咽后壁和舌根等处。

(三)扁桃体肿瘤

良性肿瘤多为单侧，以乳头状瘤较多见；恶性肿瘤以鳞状细胞癌或淋巴肉瘤、非霍奇金氏淋巴瘤较常见，除单侧肿大外还伴有溃烂，并侵及软腭或腭弓，常伴有同侧颈淋巴结肿大，需病理切片确诊。

六、并发症

慢性扁桃体炎在身体受凉受潮、身体衰弱、内分泌紊乱、自主神经功能失调或生活及劳动环境不良的情况下，容易产生各种并发症，如风湿性关节炎、风湿热、心脏病、肾炎、长期低热等。因此，慢性扁桃体炎常被视为全身感染的"病灶"之一。如何把"病灶"和全身性疾病联系起来，学说甚多，较著名的为变态反应学说:认为存在于病灶器官(如腭扁桃体)中的病原体及其毒素代谢产物或腺病毒等,可作为异体抗原,使体内形成特异性抗体,使机体形成变态反应状态。同时,病灶器官本身的实质细胞因感染而损伤,脱落离体,又可作为自体抗原,使体内产生自身抗体。此后,若与同样抗原接触、结合将发生变态反应,从而引起各种病灶性疾病。近年来就有人认为,病灶性疾病的发生,可能与腺病毒感染或腺病毒和链球菌的混合感染有关。其他学说有感染及变态反应学说,即感染与变态反应并存并相互影响形成恶性循环;细菌与病毒感染说,原发灶细菌或毒素直接经血液循环扩散作用全身引起相关脏器病变等。

慢性扁桃体炎是否成为全身其他部位感染的"病灶",应考虑下列几点。

(一)病史

慢性扁桃体炎引起全身性并发症时往往具有较明确的因果关系,即扁桃体炎是因,并发疾病是果,一般情况下就诊时已有多次急性发作病史。例如,肾炎患者,每当扁桃体发炎,间隔一段时间后尿检会出现明显异常变化。

(二)实验室检查

测定血沉、抗链球菌溶血素"O"、血清粘蛋白、心电图等,在"病灶"型病例中将得到异常的结果。

(三)诊断试验

用下列方法激活扁桃体"病灶活动"。

1.扁桃体按摩法

每侧扁桃体按摩 5 分钟,3 小时后如白细胞计数增加到 $12 \times 10^9/L$ 以上、血沉率增加 10 mm 以上为阳性。

2.透明质酸酶试验

在两侧扁桃体内各注射透明质酸酶 0.5 mL(200 U 溶于 1 mL 生理盐水)。1 小时后,体温增加0.3 ℃、白细胞计数增加、血沉增快为阳性。

3.超短波照射

扁桃体用超短波照射 10 分钟,4 小时后白细胞计数增加、血沉率上升为阳性。

(四)阻消试验

用下述方法消除或阻断来自扁桃体内细菌、毒素、抗原等的"病灶"作用,观察并发症的症状变化,以判断二者之间的关联。

1.隐窝冲洗法

用生理盐水或 2‰硼酸水冲洗隐窝。数天后如见关节痛减轻、发热者体温降低、肾炎患者尿内有改善,即为阳性。隐窝吸引法原则相同。此法既可用于诊断,也可作为一种保守治疗。

2.Impletol 试验

将 Impletol 液(普鲁卡因 2 g、咖啡因 1.42 g,溶于 100 mL 生理盐水)1 mL,经腭舌弓注入扁桃体的上极黏膜下。3～5 次后关节疼痛消失或减轻,即为阳性。

七、治疗

(一)非手术疗法

可试用下列方法。

(1)基于慢性扁桃体炎是感染-变态反应的观点,本病治疗不应仅限于抗生素和手术,而应将免疫治疗考虑在内,包括使用有脱敏作用的细菌制品(如用链球菌变应原和疫苗进行脱敏),应用各种增强免疫力的药物,如注射胎盘球蛋白、转移因子等。

(2)局部涂药、隐窝灌洗、冷冻及激光疗法等均有人试用,远期疗效仍不理想。

(3)加强体育锻炼,增强体质和抗病能力。

(二)手术疗法

目前仍以手术摘除扁桃体为主要治疗方法。但要合理掌握其适应证,只有对那些不可逆性炎症性病变才考虑施行扁桃体切除术。

第五节 急 性 咽 炎

急性咽炎可分为急性单纯性咽炎、急性坏死性咽炎和急性水肿性咽炎 3 种。以急性单纯性咽炎最常见,后两种均少见,但均凶险。

一、急性单纯性咽炎

急性单纯性咽炎为咽黏膜、黏膜下组织的急性炎症,常累及咽部淋巴组织。

可单独发生,亦可继发于急性鼻炎、急性扁桃体炎等,常为上呼吸道急性感染的一部分。多见于冬春季。

(一)病因

可有下列原因。

(1)病毒感染:以柯萨奇病毒、腺病毒多见,鼻病毒及流感病毒次之。病毒可通过飞沫和密切接触而传染。

(2)细菌感染:以链球菌、葡萄球菌及肺炎链球菌多见,且以 A 族乙型溶血性链球菌引起感染者症状较重。

(3)物理及化学因素亦可引起本病,如高温、刺激性气体等。

上述原因中,以病毒感染和细菌感染较多见。在幼儿,急性单纯性咽炎常为急性传染病的前驱症状或伴发症状,如麻疹、猩红热、流感、风疹等。在成人及较大儿童,则常继发于急性鼻炎、急性扁桃体炎之后。受凉、疲劳、烟酒过度及全身抵抗力下降,均为本病的诱因。

(二)病理

咽黏膜充血,血管扩张及浆液渗出,使黏膜上皮及黏膜下水肿、肿胀,并可有白细胞浸润。黏液腺分泌亢进,黏膜表层上皮脱落及白细胞渗出表面。黏膜下的淋巴组织受累,使淋巴滤泡肿大,严重时可突出咽壁表面。如病情进一步发展,则可化脓,有黄白色点状渗出物。常伴有颈淋巴结肿大。

(三)症状

一般起病较急,初觉咽部干燥、灼热、粗糙感、咳嗽,继有咽痛,多为灼痛,且空咽时咽痛较剧。咽侧索受累时,疼痛可放射至耳部。上述局部症状多见于成年人,全身症状较轻或无。而幼儿及成人重症患者,除上述局部症状外,还可伴有较重的全身症状,如寒战、高热、头痛、全身不适、食欲缺乏、口渴及便秘等,甚至有恶心、呕吐等。其症状的轻重与年龄、抵抗力及病毒、细菌毒力有关。全身症状较轻,且无并发症者,一般 1 周内可痊愈。

(四)检查

口咽部黏膜呈急性弥漫性充血、肿胀。咽后壁淋巴滤泡隆起、充血。咽侧索受累时,可见口咽外侧壁有纵行条索状隆起,亦呈充血状。感染较重时,悬雍垂及软腭亦水肿。咽后壁淋巴滤泡中央可出现黄白色点状渗出物。下颌角淋巴结可肿大,且有压痛。鼻咽及喉咽部也可呈急性充血。

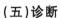

（五）诊断

根据病史、症状及局部检查所见，诊断不难。但应注意是否为急性传染病（如麻疹、猩红热、流感等）的前驱症状或伴发症状，在儿童尤为重要。还可行咽拭子培养和相关抗体测定，以明确病因。应与急性坏死性咽炎相鉴别，以免漏诊其原发病，如血液病等。

（六）并发症

可引起中耳炎，鼻窦炎及上、下呼吸道的急性炎症。若致病菌或其毒素侵入血液循环，则可引起全身并发症，如急性肾炎、风湿热及败血症等。

（七）治疗

全身症状较轻或无时，可采取局部治疗：复方硼砂溶液含漱；应用抗病毒药，如利巴韦林、阿昔洛韦等；口服喉片，如西瓜霜润喉片、碘喉片及溶菌酶含片等，金嗓开音丸及泰乐奇含片均可采用；中成药如六神丸、喉痛解毒丸等。另外，还可用$1\%\sim3\%$碘甘油、2%硝酸银涂抹咽后壁肿胀的淋巴滤泡，有消炎作用。另可采用抗生素加激素雾化吸入治疗，亦有较好的消炎止痛作用。若全身症状较重，如有高热，则应卧床休息，多饮水及进食流质饮食，在局部治疗的基础上加用抗生素治疗，抗病毒药可从静脉途径给药，如阿昔洛韦注射液和板蓝根注射液等。

二、急性坏死性咽炎

急性坏死性咽炎是一种咽组织的坏死性急性炎症，发展迅速，病情险恶，病死率较高。自抗生素应用以来，发病率明显下降，目前已极少见，预后也大为改观。

（一）病因

坏死性咽炎可分为症状性和原发性两类。症状性坏死性咽炎往往发生于全身严重疾病时或之后，如白血病、再生障碍性贫血、猩红热、麻疹、伤寒、流感、疟疾、糖尿病、维生素 C 缺乏症、恶病质、重金属（如汞、铋）药物中毒等。此与上述全身疾病所致抵抗力下降，咽部易受感染有关。故症状性坏死性咽炎的预后，取决于其原发病的严重程度及转归。而原发性坏死性咽炎原因不明，其中一部分可能由于营养不良引起。两类坏死性咽炎症状基本相同，故予以合并讨论。致病菌多为混合感染，且以杆菌及厌氧菌为主，如大肠埃希菌、铜绿假单胞菌及梭状杆菌等。

（二）症状与体征

（1）全身症状：起病急，多有寒战、高热。体质极差者，可仅有低热或不发热，为反应性极差的表现。全身情况可迅速恶化，可早期出现中毒症状或循环衰竭，之后可出现肺炎及败血症症状。

（2）局部症状及体征：以坏死病变为主。初起于腭扁桃体及其邻近组织，渐渐可向口腔、软腭、口咽、鼻咽、喉咽或咽旁间隙侵犯。坏死常累及黏膜及黏膜下层，可深达肌层。坏死组织为暗黑色或棕褐色，上覆假膜，易出血。扁桃体常高度肿大，舌亦常被累及。颈淋巴结肿大并有压痛。患者咽痛剧烈，吞咽困难，口臭，可发生张口困难。

（3）若病情未得到控制，软腭可坏死穿孔；喉部受侵犯时可出现急性喉炎、声音嘶哑及呼吸困难；若侵蚀较大血管可发生致死性大出血。还可致颈部蜂窝织炎，咽旁隙脓肿，中毒性心肌炎等，后者可引起生命危险，应提高警惕。若致病菌或毒素侵入血液循环，可致脓毒血症。

（三）诊断

根据起病急、全身情况恶化迅速及咽部典型坏死性表现，即可诊断。对症状性坏死性咽炎找出其原发病甚为重要，以便对原发病能进行治疗，对其预后有重要意义。此病需与发生于咽部的 NK/T 细胞淋巴瘤（以往称为恶性肉芽肿）相鉴别；后者发病缓慢，咽痛不明显，全身情况较好（早期），坏死部位多在正中线附近，均可资鉴别。

（四）治疗

（1）以治疗原发病为主（症状性坏死性咽炎）。

（2）及时使用大剂量抗生素，必要时可联合用药。有条件时做咽培养加药敏试验，以指导用药。再生障碍性贫血患者不能使用氯霉素等。

（3）咽部宜用碱性溶液或 1：2 000 高锰酸钾冲洗。咽部坏死组织不宜清除或搔刮，以免引起大出血。局部禁用烧灼药物，如硝酸银等。

三、急性水肿性咽炎

急性水肿性咽炎临床上较少见，通常是指发生于咽部的血管神经性水肿。实为变态反应，为一非炎性疾病。血管神经性水肿好发于面部、唇及喉部，而发生于喉部者，发展迅速，可速发喉阻塞而引起窒息。在临床上，急性水肿性咽炎常伴发或继发于喉血管神经性水肿；亦可单独发生，但较少见，且易向喉部发展，而引起窒息,故亦应提高警惕。

急性水肿性咽炎病变主要累及软腭、扁桃体区及喉入口处。咽部黏膜水肿发生迅速,呈灰白色,半透明隆起,无炎症表现。发病初期,患者觉咽部有异物感,然后迅速发生吞咽困难、呼吸困难,严重时喉入口被阻塞,发生窒息。根据发病迅速、口咽部黏膜呈水肿状,不难诊断。确诊后应立即皮下注射 1‰ 肾上腺素、静脉注射地塞米松 10 mg、给予抗组胺药物,可获得缓解并需严密观察呼吸情况。若已累及喉部,则按喉血管神经性水肿处理。必要时需行气管切开术。对尚未侵犯喉部者,在咽部水肿黏膜上做多个切口,可使肿胀迅速消退。

四、咽结膜热

咽结膜热是一种以发热、咽炎与结膜炎为特征的急性传染病。因与咽炎有关,故归于咽部相关疾病描述。

(一)病因及流行病学

本病为腺病毒感染。从患者咽、眼分泌物中所分离出来的腺病毒,大多数为Ⅲ型,少数为Ⅶ型。国外也有Ⅳ型与Ⅷ型混合感染的报告。可散发或局限性流行,可发生于任何年龄,但多见于儿童。常流行于夏季,传染途径未明,或与接触传染有关,如游泳或共用洗脸洗澡用具等。对此病的免疫力随年龄而增长,年龄越大,发病率越低。本病传染期约为 10 天,很少有复发或发生并发症,大多于 2 周后痊愈。未见死亡病例报告。

(二)症状及检查

潜伏期 5～9 天。典型者起病时有全身不适、眼痒,继而高热、头痛、鼻塞、咽痛、眼部刺痛,类似感冒。眼睑有不同程度的红肿,球结膜、咽黏膜均充血,咽后壁淋巴滤泡充血肿大。耳前及颈部有散在性淋巴结肿大,但无压痛。在非典型病例则发热、咽炎与结膜炎可单独发生。结膜炎常为单侧,持续 1～3 周。血常规检查,白细胞数大多正常或稍有减少,淋巴细胞数相对增多。咽拭子及眼分泌物细菌培养多为阴性。

(三)诊断

根据上述症状及检查所见,虽局部症状表现明显,但因腺病毒所引起的疾病种类甚多,有时难以鉴别。取结膜囊或咽部分泌物做病毒分离及血清补体结合试验,有助于诊断。

(四)鉴别诊断

1.流感

流感多在冬春季流行,发病急骤,除高热外,尚有眶后痛,全身肌肉、关节酸痛,咳嗽、咳痰等上呼吸道症状。

2.流行性结膜炎

流行性结膜炎主要表现为结膜充血及眼睑、结膜水肿,有黏脓性分泌物,常为双侧性。全身症状轻微,无发热及咽、鼻症状。

3.钩端螺旋体病

钩端螺旋体病多发生在夏季。结膜、黏膜也有充血,但全身症状严重,如寒战、高热、头痛、呕吐、肌肉及关节痛等,并可出现颈强直及黄疸。

4.疱疹性咽峡炎

疱疹性咽峡炎多发生于夏季。软腭及腭弓上有小疱疹,无眼部症状。

5.史蒂文-约翰逊(Stevens-Johnson)综合征

史蒂文-约翰逊综合征是包括口腔、咽喉、眼、阴部及皮肤症状的一个综合征。全身可见皮疹。咽部、阴部有小疱疹,继有浅表溃疡。

(五)治疗

目前尚无特效疗法。宜注意休息,采用一般对症处理及支持疗法等。抗生素治疗效果不大,但可预防及控制继发感染。眼部可用阿昔洛韦滴眼液、泰利必妥滴眼液及0.5%金霉素溶液或软膏。应用皮质激素类药物点眼或口服,可缩短病程及减轻症状。

第六节 慢 性 咽 炎

慢性咽炎为咽部黏膜、黏膜下及其淋巴组织的慢性炎症。弥漫性炎症常为上呼吸道慢性炎症的一部分,而局限性炎症则多为咽淋巴组织的炎症。本病极为常见,多见于成年人。病程长,症状易反复发作,往往给人们不易治愈的印象。

一、病因

(1)急性咽炎反复发作所致,此为主要原因。

（2）上呼吸道慢性炎症刺激所致：如鼻腔、鼻窦的炎症，鼻咽部炎症及鼻中隔偏曲等，可因其炎性分泌物经后鼻孔至咽后壁刺激黏膜；亦可因其使患者长期张口呼吸，引起黏膜过度干燥而导致慢性咽炎。另外，慢性扁桃体炎可直接蔓延至咽后壁，引起慢性咽炎。

（3）烟酒过度、粉尘、有害气体等的刺激及喜食刺激性食物等，均可引起慢性咽炎。

（4）职业因素（如教师与歌唱者）及体质因素亦可引起本病。

（5）全身因素：如贫血，消化不良，心脏病（因血液循环障碍引起咽部淤血），慢性支气管炎，支气管哮喘，风湿病，肝、肾疾病等，也可引发此病（特别是慢性肥厚性咽炎）。另外，内分泌紊乱、自主神经失调、臭鼻杆菌及类白喉杆菌的感染、维生素缺乏，以及免疫功能紊乱等均与萎缩性及干燥性咽炎有关。

（6）变态反应因素：吸入性变应原，如花粉、屋尘螨、动物皮毛、真菌孢子等，药物、工作环境中的化学刺激物及食物变应原等都可引起变应性咽炎。

二、病理

从病理观点看，可分为 4 类。

(一)慢性单纯性咽炎

慢性单纯性咽炎较多见。病变主要在黏膜层，表现为咽部黏膜慢性充血，其血管周围有较多淋巴细胞浸润，也可见白细胞及浆细胞浸润。黏膜及黏膜下结缔组织增生。黏液腺可肥大，分泌功能亢进，黏液分泌增多。

(二)慢性肥厚性咽炎

慢性肥厚性咽炎又称慢性颗粒性咽炎及咽侧炎，亦较多见。黏膜充血增厚，黏膜及黏膜下有较广泛的结缔组织及淋巴组织增生，在黏液腺周围的淋巴组织增生突起，在咽后壁上表现为多个颗粒状隆起，呈慢性充血状，有时甚至融合成一片。黏液腺内的炎性渗出物被封闭其中，在淋巴颗粒隆起的顶部形成囊状白点，破溃时可见黄白色渗出物。此型咽炎常累及咽侧索淋巴组织，使其增生肥厚，呈条索状。

(三)萎缩性及干燥性咽炎

萎缩性及干燥性咽炎常由萎缩性鼻炎蔓延而来。病因不明，较少见。初起为黏液腺分泌减少，分泌物稠厚而干燥，继因黏膜下层慢性炎症，逐渐发生机化与收缩，压迫腺体与血管，使腺体分泌减少和营养障碍，致使黏膜及黏膜下层逐渐萎缩变薄。咽后壁上可有干痂皮附着或有臭味。

(四)慢性变应性咽炎

慢性变应性咽炎又称慢性过敏性咽炎,为发生于咽部黏膜的由 IgE 介导的 I 型变态反应。多伴发于全身变应性疾病或变应性鼻炎,亦可单独发病,其症状常有季节性变化。

变应原刺激咽部黏膜,使合成 IgM 的浆细胞转化成合成 IgE 的浆细胞,IgE 又附着于肥大细胞、嗜碱性粒细胞(称介质细胞)表面,此时咽部黏膜处于致敏状态。当相同的变应原再次接触机体后,此变应原与介质细胞表面的 IgE 结合,导致介质细胞脱颗粒,释放组胺、合成前列腺素等炎性介质,可引起毛细血管扩张、血管通透性增加、腺体分泌增多,引起变态反应。而食物性变应原主要通过补体 C3、C4 途径引起变态反应。

除上述 4 类外,有人认为还有一种慢性反流性咽炎。推测是由于胃食管反流性疾病时,胃酸直接损伤咽部黏膜引起咽部黏膜及黏膜下的慢性炎症。临床上多表现为咽部不适、异物感、咽干燥感及灼热感,偶有咽痛。检查可见咽后壁充血、淋巴滤泡增生,较多黏膜红斑。可合并有声带小结、息肉及接触性溃疡等。治疗上以原发病治疗为主,咽部症状对症治疗为辅。

三、症状

慢性咽炎全身症状均不明显,而以局部症状为主。各型慢性咽炎症状大致相似,且多种多样,如咽部不适感、异物感、痒感、灼热感、干燥感或刺激感,还可有微痛等。主要由于其分泌物及肥大的淋巴滤泡刺激所致。由于咽后壁常有较黏稠的分泌物刺激,常在晨起时出现较频繁的刺激性咳嗽,伴恶心。咳嗽时常无分泌物咳出(干咳),或仅有颗粒状藕粉样分泌物咳出。长期咳嗽,可使炎症加重。咽侧索肿胀的患者常伴吞咽疼痛感。有时黏膜可出血,咳出或吐出的分泌物血染,常使患者惊恐,并以此就诊。

上述症状常在用嗓过度、气候突变或吸入干热或寒冷空气时加重,尤以萎缩性咽炎及干燥性咽炎为甚。有些患者说话时间过长,可诱发急性咽炎。慢性咽炎可向上蔓延波及咽鼓管,出现耳鸣或听力减退症状;向下累及喉部可出现声音嘶哑。在临床工作中,常可见到部分患者的咽部呈明显慢性咽炎变化,但无任何自觉症状,这可能与其耐受性有关。

四、检查

各型咽炎患者咽部均较敏感,张口压舌易作呕。以慢性单纯性咽炎和慢性肥厚性咽炎为甚。

(一)慢性单纯性咽炎

黏膜呈斑点状或片状慢性充血,可呈水肿样肿胀,有时可见小静脉曲张。咽后壁常有少许黏稠分泌物附着。软腭和两腭弓也常慢性充血,悬雍垂可增粗,呈蚯蚓状下垂,有时与舌根接触。鼻咽顶部常有黏液与干痂附着。

(二)慢性肥厚性咽炎

黏膜亦慢性充血,且有增厚。与单纯性咽炎的区别在于咽后壁上有较多颗粒状隆起的淋巴滤泡,可散在分布或融合成一大块,慢性充血,色如新鲜牛肉。咽侧索也可增生变粗,在咽侧(腭咽弓后)呈纵形条索状隆起。扁桃体切除术后,咽侧索增生往往更明显。

(三)慢性萎缩性及干燥性咽炎

慢性萎缩性及干燥性咽炎为一种疾病的两个不同发展阶段,其间无明显界限。表现为咽黏膜干燥、萎缩变薄,色苍白且发亮,如涂漆状。咽后壁上颈椎椎体的轮廓显现较清楚,有时易被误认为是咽后壁脓肿或包块。咽后壁黏膜上常有黏稠黏液或有臭味的黄褐色痂皮。腭弓变薄,悬雍垂变短窄。萎缩性咽炎继续发展,可向下蔓延至喉及气管。常与血管运动性鼻炎同时存在,可能与变态反应有关。

(四)慢性变应性咽炎

咽部黏膜苍白,呈水肿状,亦可为淡红色,咽部较多水样分泌物。有时可见悬雍垂水肿及舌体肿胀,因常伴发于变应性鼻炎,故常可见于变应性鼻炎的鼻腔。

五、诊断

从病史及检查所见本病诊断不难,但应注意的是,许多全身性疾病(特别是肿瘤)的早期可能仅有与慢性咽炎相似的症状。故当主诉症状和检查所见不相吻合时或有其他疑点时,不应勉强诊断为慢性咽炎,而必须详细询问病史,全面仔细检查鼻、咽、喉、气管、食管、颈部甚至全身的隐匿性病变,特别是恶性肿瘤,以免漏诊。

而慢性变应性咽炎的诊断,除有相应变应原接触史、相应症状及体征外,还应做皮肤变应原试验、总 IgE 及血清特异性 IgE 检测。

六、鉴别诊断

(1)早期食管癌患者在出现吞咽困难之前,常仅有咽部不适或胸骨后压迫感。较易与慢性咽炎混淆。对中年以上的患者,若以往无明显咽炎病史,在出现咽部不适时,应做详细检查。

(2)茎突综合征、舌骨综合征或咽异感症等均可因有相同的咽部症状而不易区别。可通过茎突及舌骨 X 线片和颈椎 X 线片、CT 扫描或触诊等与咽炎鉴别。

(3)肺结核患者,除可发生咽结核外,也常患有慢性咽炎。

(4)丙种球蛋白缺乏症,好发于儿童及青年,有反复发生急性或慢性呼吸道炎症病史,其咽部变化为淋巴组织明显减少或消失。

(5)还须与咽部特殊性传染病(如结核)及肿瘤相鉴别。咽部肿瘤(舌根部及扁桃体肿瘤)多有与咽炎相似的症状,或因继发感染而与咽炎并存。应予以详细检查,认真鉴别或排除之。

七、治疗

(一)去除病因

戒除烟酒,积极治疗急性咽炎及鼻和鼻咽部慢性炎症等。纠正便秘和消化不良,改善工作和生活环境(避免粉尘及有害气体)。治疗全身性疾病以增强身体抵抗力,甚为重要。

(二)局部治疗

1.慢性单纯性咽炎

常用复方硼砂溶液、呋喃西林溶液、2%硼酸液含漱,以保持口腔、口咽的清洁。或含服喉片:碘喉片、薄荷喉片、泰乐奇含片、西瓜霜含片、健民咽喉片、达芬拉露喷雾剂及金嗓利咽丸、金嗓清音丸等可供选用;六神丸亦有一定疗效。

可用复方碘甘油、5%硝酸银溶液或 10%弱蛋白银溶液涂抹咽部,有收敛及消炎作用。对咽异物感症状较重者,可采用普鲁卡因穴位(廉泉、人迎)封闭,可使症状减轻。超声雾化也有助于减轻症状。一般不应用抗生素治疗。

2.慢性肥厚性咽炎

除可用上述方法处理外,还需对咽后壁隆起的淋巴滤泡进行治疗。有化学药物或电凝固法、冷冻或激光治疗法等。化学药物多选用 20%硝酸银溶液或铬酸,烧灼肥大的淋巴滤泡。电凝固法因不良反应较多,目前已很少采用。现在较常采用激光烧灼咽后壁淋巴滤泡,具有操作简单、痛苦少、无出血、疗效好的优

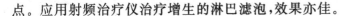

点。应用射频治疗仪治疗增生的淋巴滤泡,效果亦佳。

超声雾化疗法、局部紫外线照射及透热疗法对肥厚性咽炎也有辅助作用。

3.萎缩性及干燥性咽炎

一般处理同上,但不可施行烧灼法。内服小量碘剂(碘化钾 0.1～0.2 g,每天 2～3 次,多饮水),可促进分泌增加,改善干燥症状。超声雾化治疗亦能减轻干燥症状。服用维生素 A、维生素 B₂、维生素 C、维生素 E,可促进黏膜上皮生长。应注意对萎缩性鼻炎的处理。

对干燥性咽炎患者,考虑行扁桃体摘除术时应慎重,以免术后病情加重。

4.慢性变应性咽炎

避免接触各种变应原,应用抗组胺药及肥大细胞稳定剂等,局部或全身应用糖皮质激素及免疫调节剂等。

第七节　樊尚咽峡炎

樊尚咽峡炎是一种由梭形杆菌与螺旋体引起的咽部特异性感染,表现为局部组织坏死、溃疡和假膜形成,常伴有全身症状的疾病。过去曾称为溃疡性咽峡炎、奋森咽峡炎。

一、病因

本病是由梭形杆菌和螺旋体大量繁殖所致。这两种病原体均为厌氧菌,易生长在酸性环境中,在口腔内可同时出现,多认为"共生现象"可存在于正常人的口腔中,而不引起疾病,只有在机体抵抗力下降时(如营养不良、免疫抑制、糖尿病、血液病等)才能致病。感染可累及软腭、咽壁、牙龈袋或扁桃体。

二、病理

本病多好发于一侧扁桃体,其上皮及固有层破坏,形成溃疡,表面有灰白色或灰黄色的假膜覆盖,用棉球搽去后容易出血,溃疡可逐渐向周围和深处发展,累及咽壁、颊黏膜、软腭等。可从溃疡面取下假膜涂片寻找病原菌。

三、临床表现

临床症状与病变的轻重和范围相关。潜伏期为 6～7 天。

（一）全身症状

全身不适，畏寒，发热，体温可达 39 ℃。头痛、背部和四肢酸痛、乏力、食欲缺乏、腹泻或便秘等。

（二）局部症状

咽痛多以一侧为重，伴吞咽困难、口臭及唾液带血。

（三）检查

检查可见一侧的扁桃体和/或腭弓、牙龈、颊黏膜有溃疡，溃疡周围红肿，表面有灰白色或黄白色的假膜覆盖，可有同侧颌下淋巴结的肿大和压痛。

四、诊断及鉴别诊断

根据临床表现，病变局部涂片检查发现梭形杆菌及螺旋体，即可确诊。但咽部溃疡及假膜可以是一些全身疾病的局部表现，因此需与急性扁桃体炎、粒细胞缺乏性咽峡炎、白血病相鉴别。并进行全身全面的检查，以避免误诊。

五、治疗

治疗方法包括全身的治疗和局部的治疗。充分休息、进食富有营养和易消化的食物，给予丰富的维生素，适当地给予抗生素，首选青霉素类。局部保持口腔的清洁，可给予含氧的漱口液，杜绝厌氧菌的生长。咽部疼痛剧烈，可适当给予去痛药物。

六、预后

樊尚咽峡炎预后良好，1～7 周内可痊愈。如继发于全身性疾病，则预后与全身性疾病相关。因本病有传染性，应进行隔离，以免传染他人。

第八节　腺样体肥大

咽扁桃体又称腺样体，正常情况下 6～7 岁时发育最大，但到 10 岁以后开始萎缩。由于鼻咽部炎症的反复刺激，咽扁桃体发生病理性增生，而引起相应的症状，称咽扁桃体肥大，习惯上称腺样体肥大。

一、病因

鼻咽部及其毗邻部位或腺样体自身炎症的反复刺激,使腺样体发生病理性增生。

二、临床表现

腺样体肥大的主要症状为鼻塞。由于肥大的腺样体堵塞后鼻孔,患者长期张口呼吸,致使面部骨骼发育发生障碍,上颌骨变长,腭骨高拱,牙列不齐,上切牙突出,咬合不良,上唇厚、翘起,鼻翼萎缩,鼻孔狭窄,鼻唇沟平展,精神萎靡,面容呆板,反应迟钝,出现所谓"腺样体面容"。腺样体肥大常并发鼻炎、鼻旁窦炎,有鼻塞及流鼻涕症状。说话时带闭塞性鼻音,睡觉时可发出鼾声。因分泌物向下流并刺激呼吸道黏膜,常引起咽、喉及下呼吸道黏膜炎症,并发气管炎。肥大的腺样体可阻塞咽鼓管咽口,或反复发炎而并发分泌性中耳炎,导致听力减退和耳鸣,是儿童患分泌性中耳炎的主要原因之一。腺样体肥大对儿童发育有不良影响,主要表现为全身发育及营养状况较差,并有睡眠不足、打鼾、夜惊、磨牙、遗尿、消瘦、低热、贫血、性情急躁、记忆力减退、注意力不集中等症状。此外,长期呼吸道阻塞、肺换气不足,将引起患儿肺动脉高压和肺源性心脏病,重者可导致右心衰竭。对心理发育的影响除智力差外,还会产生自卑、退缩等心理,性格倔强怪异。

三、检查

有上述"腺样体面容"患儿应考虑本病。患儿张口呼吸,口咽检查可见硬腭高而窄,常伴有腭扁桃体肥大。患儿有鼻阻塞症状,前鼻孔镜检查可见鼻腔内有黏性或黏脓性分泌物。对鼻甲大不易检查者,可充分收缩鼻黏膜后进行检查,可经前鼻孔看到鼻咽部红色块状隆起。对能合作的儿童可进行鼻咽镜检查,可见鼻咽顶部和后壁表面有纵行裂隙的分叶状淋巴组织团块,似半个剥去外皮的橘子,纵沟中常有分泌物,肥大显著的咽扁桃体可充满鼻咽腔。也可用纤维鼻咽镜、鼻镜检查。对患儿可用手指触诊,可触及鼻咽顶部有柔软的块状增生物。鼻咽部侧位 X 线片、CT 扫描可协助诊断。

四、鉴别诊断

应与鼻咽部肿瘤相鉴别,如鼻咽血管纤维瘤、颅咽管瘤等。

五、治疗

(一)一般治疗

增强体质和抗病能力,预防感冒。

（二）手术治疗

若保守治疗无效，应尽早行腺样体切除术。

第九节 咽、喉角化症

咽角化症为咽部淋巴组织的异常角化，多发生于腭扁桃体和舌扁桃体，发作于咽扁桃体、咽后壁及咽侧索者较少。

喉角化症为喉部黏膜淋巴组织异常角化堆积形成的病变，虽属于良性病变，但是具有恶变的倾向，被列为喉的癌前病变之一，文献报道恶变率为 19%。

一、病因

病因未明，多见于中青年女性。尤其在精神抑郁者多见，可能与精神因素有关。也有人认为可能与口腔、鼻窦及咽喉部慢性炎性刺激有关。正常情况下咽喉部黏膜可机械性阻挡异物、微生物进入深层组织，形成天然生理屏障，黏膜中存在免疫球蛋白，可特异性结合抗原形成免疫复合物，形成一层保护屏障。当上皮内的淋巴细胞反复受到抗原刺激时产生增殖反应，异常增生角化，衰老的表层细胞及黏附其上的细菌也不宜脱落，且与其底膜紧密粘连形成感染灶，并刺激咽喉部。也有人认为是一种纤毛菌感染。

二、病理

主要病理变化为局部鳞状上皮角化亢进，堆积成白色小的三角锥形或圆锥形突起，周围黏膜有炎症反应，而黏膜下层正常。可伴有异形上皮。

三、临床表现

无特殊症状，也可全无症状，主要表现为咽喉部有异物感、发痒、干燥、刺痛、不适感及声音嘶哑等症状，发生于舌扁桃体者常因会厌受刺激而觉喉中发痒或咽喉部刺痛感，且精神因素可加重上述症状。

四、检查

常规口咽部检查见局部病变黏膜慢性充血，在扁桃体隐窝口有乳白色、尖头及一些碎片状角化物，呈笋样突出，角化物常较坚硬，与组织粘连较紧，不易拔除，其周围有一较红的充血区，若强行拔除角化物则常留一出血创面，但角化物易再生。喉部黏膜充血,表面有白色斑点状锥形隆起,周围有充血区,易脱落,易再生。治疗依病情而定。

五、诊断

本病诊断主要根据患者的症状及扁桃体咽喉检查所见,结合发病年龄和性别可做出诊断。病理活检确诊。

六、治疗

(1)视角化程度而定,轻者若无明显症状,不需治疗,可向患者解释清楚以清除其疑虑,嘱忌烟酒,避免对咽喉部黏膜的刺激,同时加强锻炼以改善其全身健康。

(2)对角化较重或一般治疗见效者,可予以激光、冷冻及微波治疗去除角化物。

(3)如患者自觉症状较重,病变又仅局限于腭扁桃体或扁桃体成为炎性病灶时则可行扁桃体切除术。

(4)喉角化轻症者,可不处理。戒烟酒,避免慢性不良刺激。角化重者,可行支撑喉镜下喉显微手术,清除病变或采用激光等辅助手段。

第十节 咽囊炎、舌扁桃体肥大、腭垂过长

一、咽囊炎

咽囊炎亦称桑沃地病、鼻咽脓肿及鼻咽中部瘘管。常表现为鼻后部流脓及枕部钝痛。多见于儿童,成年人非常少见。咽囊炎为咽囊的感染,多为腺样体中央隐窝阻塞性炎症所致。

(一)病理与病因

咽囊为胚胎期脊索顶端退化回缩时,咽上皮向内凹陷形成的囊性隐窝。位于鼻咽顶后壁,囊口开口于腺样体中央隐窝下端,囊的大小不一,囊壁为黏膜覆盖。囊的顶端附着于枕骨底部的骨膜上。囊的开口被阻塞时,囊内杯状细胞的分泌物不能排出而形成囊肿;继发感染则成为脓肿;脓肿进一步发展可破裂,则形成化脓性瘘管,前述的众多命名与此有关。咽囊炎多发生于腺样体切除术后,可能与手术后瘢痕封闭隐窝口有关。

（二）症状

主要症状为鼻后部流脓及枕部持续性疼痛。囊腔开放时患者常感鼻咽部有黏脓向下流至口咽部，有臭味，以清晨为多。有时后吸时，可有痂皮及豆渣样物从口咳出。常伴有恶心、咳嗽、易感冒等症状。囊腔闭锁时枕部可出现放射性疼痛，多为持续性钝痛，与蝶窦炎头痛相似，常伴有颈后肌肉发僵、酸痛症状，且头转动时加重。亦可有耳鸣和耳内闷胀感，少数患者可伴有发热。

（三）检查及诊断

对经常鼻后部流脓且伴枕部持续性钝痛的患者（特别是有腺样体切除术史），在排除了鼻腔及鼻旁窦炎症和鼻咽部肿瘤后，应考虑有咽囊炎的可能。

在间接鼻咽镜下（或电子纤维鼻咽镜）检查鼻咽部，见鼻咽顶部中央圆形隆起肿胀，或呈息肉样变，黏膜充血。在中线处上可见囊口，常有干痂附着，清除后挤压囊口上方有时见脓液流出，用探针很易探入囊内，并可有豆渣样物或干酪样物。

（四）治疗

彻底切除或破坏咽囊内壁黏膜，以防复发，是其治疗原则。方法：鼻咽部及口咽部用1⅟₁丁卡因表面麻醉，用鼻咽镜充分暴露咽囊，并用咬钳咬去囊口周围组织。可选择下列方法破坏囊壁：①25％～50％硝酸银或25％三氯醋酸烧灼法。每周1次，共3次。②用小刮匙刮除囊壁。③激光术破坏囊壁组织。④可采用鼻镜下切除咽囊壁黏膜。术前还应鼻腔表面麻醉（鼻腔进路）。此法具有视野清晰、亮度高、可吸引，且损伤小、术后效果良好等特点。⑤若咽囊较大，还可切开软腭，在直视下彻底切除囊壁黏膜，但其损伤较大，目前已较少采用。

若有腺样体肥大，则应该切除腺样体，以利于引流。

二、舌扁桃体肥大

舌扁桃体肥人又称慢性舌扁桃体炎。多见于20～40岁的青壮年，儿童少见。

（一）病因

舌扁桃体肥大常为舌扁桃体炎及腭扁桃体慢性炎症反复发作的结果。临床上可见腭扁桃体切除后，更易出现舌扁桃体肥大的现象，此被认为是舌扁桃体代偿性增生所致。舌扁桃体肥大还与过度烟酒、好用刺激性食物及发声过度有关。

(二)症状

舌扁桃体肥大主要为局部刺激症状,如咽异物感、阻塞感,且舌扁桃体较大时,症状明显。为缓解其症状,患者常做吞咽动作,还可有刺激性干咳、声音嘶哑症状。且说话多时,上述症状可加重。若舌扁桃体肥大感染急性发作,可出现吞咽困难或并发舌根脓肿。舌扁桃体肥大有时可无任何症状,仅在检查口腔时发现舌扁桃体肥大。

(三)检查

可直接用压舌板压迫舌部,或在间接喉镜下检查,见舌根部有较多颗粒状淋巴组织隆起,分布于舌根及两侧,可一侧较大或两侧对称。肥大较重时,可占满会厌谷,并向两侧延伸,甚至可与腭扁桃体下极相连。

(四)鉴别诊断

舌扁桃体肥大诊断较易,但应与舌根部良性及恶性肿瘤相鉴别。良性肿瘤如舌根部腺瘤、涎腺混合瘤及舌甲状腺等,恶性肿瘤有淋巴肉瘤或淋巴上皮癌。

(五)治疗

1.病因治疗

积极治疗腭扁桃体炎及慢性咽炎等呼吸道疾病。禁烟酒、少吃或不吃刺激性食物。

2.药物治疗

在舌扁桃体局部涂抹 5%～10% 硝酸银或 1% 碘甘油,或用复方硼砂溶液含漱,口服抗生素等,均可缓解症状。

3.手术治疗

舌扁桃体肥大较重并引起明显症状者,可施行舌扁桃体切除术。术前用 1% 丁卡因口咽及舌根部表面麻醉,可用舌扁桃体切除刀、圈套器或长弯剪刀切除肥大的舌扁桃体。近来可采用低温等离子射频技术行舌扁桃体消融术,具有安全、痛苦小、出血少、疗效好等特点,值得推广;亦可用电凝固术、激光、微波及冷冻方法进行治疗。

三、腭垂过长

正常的腭垂与舌根部不接触,由于各种原因使腭垂变长,与舌根部接触,称为腭垂过长。

(一)病因

腭垂症状多为口咽及扁桃体的慢性炎症长期刺激所致;而鼻咽及鼻窦的慢性炎症,因其炎性分泌物由后鼻孔流下,刺激腭垂,亦可引起腭垂过长。上述原因可使腭垂发生慢性炎症,腭垂肌发生变性,黏膜可水肿并向下垂,致使腭垂变长或有增粗,长期刺激可使其纤维化。另外,可见先天发育异常者,但极少见。

(二)症状

腭垂症状多为咽部不适感或异物感,并常有恶心、呕吐,特别是在检查咽部及进食时明显。张大口腔并做深呼吸时(此时软腭上抬,咽峡扩大)异物感可消失,闭口后又出现。患者还常有阵发性咳嗽和声音改变,咳嗽于平卧时较易发生,多为腭垂刺激咽后壁所致。少数患者可无任何症状。

(三)检查

腭垂较松弛、细长,有时亦较粗,其末端肥大呈球形,与舌根部接触。较长时,软腭上举时也不离开舌根。咽部常有慢性炎症。

(四)治疗

禁烟酒及刺激性食物,在治疗咽部及鼻部慢性炎症的基础上,对于症状显著者可施行腭垂部分切除。但不可切除过多,以免术后瘢痕收缩,使其过短,又可影响软腭功能。

手术方法:腭垂根部黏膜下浸润麻醉,用组织钳挟持腭垂下端并向前下牵引,在相当于切口处(横行切口)用血管钳钳夹出一印痕,沿此印痕剪去过长部分。切口斜面向后,以免术后进食时刺激创面引起疼痛。如需切除腭垂肌,则先切除多余的黏膜,然后钳住肌肉的顶端,向上分离黏膜。肌肉部分切除后,将黏膜切缘盖住肌肉残端缝合。

第七章

喉部炎性疾病

第一节　急性会厌炎

急性会厌炎是由细菌或病毒引起的急性会厌感染,亦称急性声门上喉炎。主要表现为会厌黏膜水肿、充血,重者可形成脓肿或溃疡;有时发病甚急,短时间内发生窒息,如不及时治疗,可危及生命。此病全年都可以发生,但以秋天多见;成人、儿童都可发生。本病属于中医学"急喉风""紧喉风"或"缠喉风"的范畴。

一、病因病机

中医认为本病的发生多因外感风热之邪,风热传里,引动内热,或因饮食不节,肺胃积热,循经上扰,邪热搏结于会厌,致气滞血瘀、壅聚作肿;若热毒较甚,熏灼血肉,终致肉腐成痈。临床上,病之初期为外邪侵袭,热毒搏结;中期则热毒困结,肉腐成脓或热入营血;后期多为疮溃脓出,热毒外泄的病机。

现代医学认为本病的发生与病毒、细菌或细菌病毒联合感染有关。多数学者倾向于病毒性原发感染和细菌性续发感染的理论。细菌感染多由乙型流感嗜血杆菌致病,也可为链球菌、葡萄球菌、肺炎链球菌、卡他球菌混合感染。亦有人认为以局部的变态反应为基础,会厌易受吞咽食物的摩擦创伤,因而容易引起继发感染而骤然发病。受凉、过劳、咽外伤、吸入热气或化学药品、会厌囊肿或新生物继发感染、邻近组织的急性感染等,可能为其诱因。

二、病理

炎症始发于会厌,渐延及杓状软骨、喉室带。声带及声门下区则少有侵及者。因会厌的静脉血流均通过会厌根部,故会厌根部如受到炎性浸润的压迫,使静脉回流受阻,会厌将迅速发生剧烈水肿,且不易消退。会厌软骨舌面黏膜下组织疏松,因此该处肿胀最明显,会厌部可增厚至正常的 5～6 倍,黏膜充血水肿,并有白细胞浸润。炎症剧烈者局部可形成水肿。

三、临床表现与诊断

对急性喉痛、吞咽时疼痛加重,口咽部检查无特殊病变,或口咽部虽有炎症但不足以解释其症状者,应考虑到急性会厌炎,并做间接喉镜检查。

(一)症状

1.局部症状

突然咽痛,吞咽时咽痛更甚,吞咽困难和呼吸困难,说话语言含混不清,犹如口中含物,但无声音嘶哑。

2.全身症状

多有发热、畏寒、体温可高达 40 ℃,儿童及老年患者,症状多较严重。病情进展迅速,甚至很快衰竭,四肢发凉,面色苍白,脉细弱,血压下降,发生昏厥、休克。

(二)体征

患者呈急性病容,常有呼吸困难表现。唾液不能下咽,多向外溢。咽部检查可无病变。间接喉镜下见会厌明显充血、水肿,或水肿如球状,多以一侧为重。有时可伴有溃疡,如已形成会厌脓肿,则见局部隆起,其上有黄色脓点。炎症累及杓状会厌襞和杓状软骨,可见该处充血、肿胀,加上会厌肿胀不能上举,往往不易窥清声带。双颌下淋巴结肿大并有压痛。

(三)实验室和其他检查

(1)本病为细菌感染,血常规检查血白细胞总数升高,核左移。

(2)喉部侧位 X 线片或 CT 扫描检查可见肿大的会厌和喉腔变窄,有一定诊断价值。

(3)自咽部或会厌部做拭子细菌培养及血培养检查可为阳性,其药敏试验可指导用药。

(四)鉴别诊断

临床上需要与以下疾病鉴别。

1.喉水肿

由于某种刺激而至喉水肿,可见声音嘶哑、呼吸困难,但咽喉疼痛,全身症状较轻。

2.儿童急性喉炎

发热、呼吸困难、声音嘶哑、"空空"样咳嗽,喉部检查会厌正常。

3.白喉

发病缓慢,体温不高,全身症状重。喉假膜涂片或培养可发现白喉杆菌。

急性会厌炎病情严重发展迅速者,可引起急性喉梗阻,危及生命。

四、治疗

急性会厌炎较危险,可迅速发生急性喉梗死,应密切观察和治疗,必要时行气管切开或气管插管。治疗以抗感染及保持呼吸道通畅为原则。

(一)西医治疗

1.一般治疗

密切观察呼吸及支持疗法。保持患者安静,吸入氧气,补充液体,注意口腔清洁。

2.药物治疗

静脉滴注有效足量的抗生素。如青霉素类、头孢菌素类静脉滴注,应用糖皮质激素静脉滴注,如地塞米松。

3.局部治疗

目的是保持气道湿润,稀化痰液及抗炎消肿。常用药物组合有庆大霉素80 000 U,地塞米松2 mg,加生理盐水10 mL,或再加糜蛋白酶4 000 U,用喷雾器或超声雾化吸入,每天2~4次。

4.切开排脓

如急性会厌炎已演变成脓肿,可采用平卧头低位,在直接喉镜下用活检钳将脓肿咬破,并用吸引器吸除,使脓肿得到充分引流。

5.气管切开术

起病急骤,进展迅速,且有Ⅱ度以上吸气性呼吸困难者应考虑行气管切开术,以防止窒息;出现烦躁不安,发绀,三凹征、肺呼吸音消失,发生昏厥、休克等严重并发症者应立即进行紧急气管切开术。

(二)辨证论治

本病为实热之证,临床上按病情发展分为3期。初期风热在表,宜疏风清热,解毒消肿;中期热毒壅盛,应泻火解毒,散结消肿;后期脓毒外泄,予以清热排脓,养阴解毒。本病辨别痈肿有无成脓,对指导治疗有重要意义。

1.风热在表

突然咽痛,进食吞咽加重,喉部堵塞感,发音含糊。伴发热、恶寒、鼻塞流涕,口干欲饮,咳嗽痰黏。舌边尖红,苔薄黄,脉浮数。局部检查见咽部正常或黏膜稍充血,间接喉镜下见会厌充血,轻度肿胀。治宜疏风清热,解毒消肿。方选银翘瓜蒌散加减。

2.热毒壅盛

咽喉疼痛剧烈,吞咽困难,汤水难下,语言含混不清,喉部堵塞感,甚则呼吸困难。伴有高热,时流口涎,或烦躁大汗出,四肢厥冷,唇甲发绀等。舌质红,苔黄腻,脉洪大或细数无力。局部检查见咽部黏膜正常或稍充血,会厌充血肿胀明显或会厌呈半球形,红里透白,表面有黄色脓点。治宜泻火解毒,散结消肿。方选仙方活命饮合清咽利膈汤加减。

3.脓毒外泄

咽喉疼痛减轻,吞咽困难好转,发热减轻或消失,呼吸转顺,语言较清晰。伴体倦乏力,汗出,口干欲饮,胃纳差,舌质红,苔少,脉细数。局部检查见会厌脓肿已溃破,见脓液渗出,可带血丝,会厌仍充血稍肿。治宜清热排脓,养阴解毒。方选银花解毒汤合养阴清肺汤加减。

五、预防与调护

积极锻炼身体,增强体质,防治外感;饮食清淡,忌辛辣燥热之品;密切观察病情变化,做好充分准备,随时进行抢救;戒烟酒,避免刺激咽喉,加重病情。

六、预后与转归

本病病情较急重,变化迅速,严重可瞬间引起窒息死亡。若治疗恰当,抢救及时,则可转危为安。

第二节 急性喉炎

急性喉炎是病毒和细菌感染所致的喉黏膜急性炎症,常为急性上呼吸道感染的一部分,占耳鼻喉科疾病的 $1\% \sim 2\%$。此病常继发于急性鼻炎及急性咽炎。男性发病率较高。发生于儿童则病情较严重。此病多发于冬春二季。根据其起病较急,卒然声音嘶哑失声的特点,属于中医"急喉喑""暴喑""卒喑"等症的范畴。

一、病因病机

中医认为本病多由风寒外袭,肺气壅遏,气机不利,风寒之邪凝聚于喉,或风热邪毒由口鼻而入,内伤于肺,肺气不宣,邪热上蒸,壅结于喉,声门开合不利而致。若邪热较盛,灼津为痰,或素有痰热,邪毒结聚于喉咙,气道壅塞,可演变成"急喉风"。

现代医学认为本病发病主要与以下因素有关:①感染多发于感冒后,先有病毒入侵,继发细菌感染。常见细菌有乙型流感嗜血杆菌、金黄色葡萄球菌、溶血性链球菌、肺炎链球菌、奈瑟卡他球菌等。②职业因素,过多吸入生产性粉尘,有害气体(如氯、氨、硫酸、硝酸、一氧化氮、二氧化硫、毒气、烟熏)等。使用嗓音较多的教师、演员、售票员等,如发声不当或用声过度,发病率较高。③外伤异物、检查器械等损伤喉部黏膜,剧烈咳嗽和呕吐等,均可继发本病。④烟酒过多、受凉、疲劳致机体抵抗力降低时,易诱发本病。此外,本病也常为麻疹、百日咳、流感、猩红热等急性传染病的并发症。

二、病理

初期为喉黏膜血管充血,有多形核白细胞及淋巴细胞浸润,组织内渗出液积聚形成水肿。晚期由于炎症继续发展,渗出液可变成脓性分泌物或结成伪膜。上皮有损伤和脱落,也可形成溃疡。若未得到及时治疗,则有圆形细胞浸润,逐渐形成纤维样变性,成为永久性病变,且其范围不仅限于黏膜层,也能侵及喉内肌层。

三、临床表现与诊断

(一)症状

急性喉炎多继发于上呼吸道感染,也可为急性鼻炎或急性咽炎的下行感染,故多有鼻部及咽部的炎性症状。起病时有发热、畏寒及全身不适等。

1.声音嘶哑

声音嘶哑是急性喉炎的主要症状,轻者发音时音质失去圆润、清亮,音调变低、变粗,重者发音嘶哑,严重者只能耳语,甚至完全失声。

2.喉痛

患者感喉部发痒不适、干燥、灼热、异物感,喉部及气管前有疼痛,发声时喉痛加重,但不妨碍吞咽。

3.咳嗽多痰

因喉黏膜炎症时分泌物增多,常有咳嗽,初起干咳无痰,至晚期则有黏脓性分泌物,因较稠厚,常不易咳出,黏附于声带表面而加重声音嘶哑。

(二)体征

喉镜检查可见喉部黏膜急性弥漫性充血肿胀,声带呈粉红或深红,间或可见点状或条状出血,其上可有黏稠分泌物附着。声带边缘肿胀,发音时声带闭合不全,声门下黏膜亦可充血肿胀,鼻及咽部黏膜亦常有急性充血表现。

根据患者症状结合喉镜所见,诊断不难。但诊断时须注意与特异性感染如梅毒、喉结核、白喉、喉异物及恶性肿瘤初起相鉴别。

四、治疗

急性喉炎的治疗以中医治疗为主,若病情严重,可配合西医抗生素治疗。

(一)辨证治疗

1.风寒袭肺

受凉后,卒然声音不扬,甚至嘶哑失声,咽喉微痛、微痒,吞咽不利,咳嗽声重。全身可伴低热、恶寒、头痛、鼻塞流涕、无汗、口不渴。舌淡红、苔薄白、脉浮紧。局部检查见声带淡红而肿胀,喉部黏膜微红肿,声门闭合不全。治宜疏风散寒,宣肺开音。方选六味汤加减。若咳嗽痰多者,可加北杏仁、法半夏以宣肺化痰止咳;伴鼻塞流涕者,可加苍耳子、辛夷以疏风通窍散邪。

2.风热犯肺

声音嘶哑,甚或失声,喉部灼热感,干咳无痰,或痰少难咳,咽喉干燥微痛。全身可伴有发热、微恶寒、头痛、鼻塞等症。舌边微红,苔薄白或薄黄,脉浮数。局部检查可见喉部及声带充血水肿,表面或有黄白色痰涎,声带活动尚好,但发音时声带闭合不全。治宜疏风清热、利喉开音。方选疏风清热汤加减。若痰多难咳者,可加北杏仁、瓜蒌皮、天竺黄以清化痰热,宣肺止咳;若咽干明显者,可加天花粉、玄参以生津利喉。中成药用金嗓清音丸、黄氏响声丸。亦可含服健民咽喉片、草珊瑚含片、西瓜霜含片、六神丸、铁笛丸等。

(二)西医治疗

原则是噤声休息,可使用抗生素控制感染。禁烟酒及祛除致病因素。

1.抗生素治疗

可选用如青霉素类、红霉素、头孢拉定等以控制感染。声带红肿显著者加用类固醇激素,如泼尼松或地塞米松等。

2.局部治疗

可将 10％的薄荷乙醇加入蒸气吸入器中,进行喉蒸气吸入,或将糜蛋白酶、庆大霉素、地塞米松、蒸馏水加至适量,行喉部超声雾化吸入。

(三)其他中医治疗

1.蒸气或雾化吸入

风热者,用野菊花、金银花、薄荷、蝉衣水煎,行蒸气吸入。或用鱼腥草注射液加生理盐水以超声雾化吸入。风寒者,用苏叶、佩兰、藿香、葱白适量,水煎,行蒸气吸入。

2.针刺

取合谷(手阳明所过为原,主治喉痹、喉喑等症)、尺泽(手太阴所入为合,肺实泻之,主治喉痹)、天突(主治喉痹、咽喉暴喑等症),用泻法,以泻肺利喉开音。

3.耳针

以神门、咽喉、肺为主穴,耳屏下部外侧缘为配穴,每次取穴 2～3 穴,针刺留针 15～20 分钟。

五、预防与调护

由于急性喉炎的发病与各种因素有关,因而要增强身体抗病能力,避免各种致病因素对身体的侵袭,注意饮食调理,勿过食辛辣厚味,戒除烟酒等不良嗜好。勿滥用嗓音,注意声带的休息,并采用正确的发声方法。

六、预后与转归

急性喉炎预后良好。但若治疗不当,可以转变为慢性,缠绵难愈,甚而形成声带小结或息肉。体质虚弱或过敏者,邪毒易于壅盛而发展为急喉风,故临证应注意。

第三节　慢　性　喉　炎

慢性喉炎是指喉部黏膜的慢性非特异性炎症,临床常见,多发于成人。因病变程度的不同,可分为慢性单纯性喉炎、肥厚性喉炎和萎缩性喉炎 3 种。根据其反复难愈的声音嘶哑特点,本病属于中医学"慢喉喑""久喑"的范畴。

一、病因病机

中医认为本病常由急喉喑迁延不愈或反复发作而成。素体虚弱,或劳累太过,或久病失养,以致肺肾阴亏,肺金清肃不行,肾阴无以上乘,又因阴虚生内热,虚火上炎,蒸灼于喉,声门失健而成喑;或咽喉病后余邪未清,结聚于喉;或过度发声,耗伤气阴,喉咙脉络受损,皆可致气滞血瘀痰凝,致声带肿胀不消,或形成小结、息肉,妨碍发音而致;或过度发音,耗伤肺气,或久病失调,肺脾气虚,气虚则无以鼓动声门,以致少气而成;或饮食不节或劳损伤脾,脾失健运,聚湿成痰,久蕴化热,或邪热犯肺,肺失宣肃,痰热困结,声门开合不利而喑声音嘶哑。

现代医学认为本病病因甚为复杂,未完全明确,多认为是持续性喉部受刺激所致:①急性喉炎反复发作或迁延不愈的结果。②用声过度,发声不当,常见于教师、演员、歌唱家、售货员,或过强、或过多用声,长期持续演讲,过高、过长时间地演唱。③吸入有害气体如工业气体、吸烟、化学粉尘或烟酒过度,均可使声带增厚。④鼻炎、鼻窦炎、慢性扁桃体炎、慢性咽炎的感染也是喉部慢性刺激的来源。⑤下呼吸道感染的脓性分泌物与喉长期接触,亦易发生慢性喉炎。⑥全身疾病,如糖尿病、肝硬化、心脏病、内分泌紊乱等波及喉部,并使全身抵抗力下降。

二、病理

喉黏膜慢性充血和血管扩张,淋巴细胞浸润,间质性水肿及炎性渗出物,黏膜上皮部分脱落,黏液腺的分泌增多。日久病变部位有成纤维细胞侵入,致有纤维组织增生和黏膜肥厚,黏液腺的分泌变为稠厚,长期病变可呈萎缩。

三、临床表现与诊断

(一)症状

1.声音嘶哑

声音嘶哑是最主要的症状。声音变低沉、粗糙,晨起症状较重,以后随活动增加,咳出喉部分泌物而逐渐好转,次晨又变差;嗓声后声音嘶哑减轻,多讲话又使症状加重,呈间歇性。日久演变为持续性。

2.喉部分泌物增加

喉部常觉有痰液黏附、异物感。每当说话,须咳嗽以清除黏稠痰液。

3.喉部干燥

说话时喉有痛感、紧缩感。

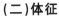

(二)体征

喉镜检查,按病变的程度,有以下 3 种类型的改变。

1.慢性单纯性喉炎

喉黏膜弥漫性充血、红肿,声带失去原有的珠白色,呈粉红色。边缘变钝、黏膜表面可见有稠厚黏液,常在声门间连成黏液丝。

2.肥厚性喉炎

喉黏膜肥厚,以杓间区较明显。声带也肥厚,不能向中线靠紧而闭合不良。室带常肥厚而遮盖部分声带。杓状会厌襞亦可增厚。

3.萎缩性喉炎

喉黏膜干燥、变薄而发亮。杓间区、声门下常有黄绿色或黑褐色干痂,如将痂皮咳清,可见黏膜表面有少量渗血,声带变薄,其张力减弱。

(三)实验室和其他辅助检查

1.电声门图

声带慢性充血时可见闭相延长,开相缩短。

2.动态喉镜

在声带水肿时振幅、黏膜波、振动关闭相可增强,对称性和周期性不定。根据患者除声音嘶哑外,无其他全身症状,病程缓慢,声带的病变常两侧对称,不难做出诊断。但临床上可引起声音嘶哑的病种较多,可参见表7-1予以鉴别。

表 7-1　声音嘶哑的鉴别诊断

病名	病史特点	检查
急性喉炎	起病较急,常有上感症状。声音嘶哑,喉痛,咳嗽,痰多	喉黏膜、声带弥漫性充血、肿胀,常附有黏痰
小儿急性喉炎、急性喉气管支气管炎	起病急,发热,声音嘶哑,"空空"样咳嗽,呼吸困难	有喉阻塞感,肺部呼吸音粗糙,有啰音
喉异物	有异物吸入史,声音嘶哑,剧咳,呼吸困难	颈侧位 X 线片,直接喉镜检查可见异物
白喉	起病较缓,发热不高,常有脸色苍白、精神萎靡等全身中毒症状	咽、喉部黏膜表面有灰白色假膜,分泌物涂片、培养找到白喉杆菌
慢性喉炎	起病缓慢,声音嘶哑初为间歇性,后呈持续性,有黏痰	声带慢性充血、肥厚或萎缩,有时闭合不全
声带小结	声音嘶哑,持续性	双侧声带前、中1/3边缘处有对称的小突起

病名	病史特点	检查
声带息肉	声音嘶哑,持续性	声带边缘有带蒂的淡红色,表面光滑的息肉样组织,多为单侧性
癔症性失声	突然失声,但咳嗽,哭笑声仍正常	声带的形态、色泽并无异常,发"衣"声时不能向中线合拢
喉外伤	有外伤史。声音嘶哑,出血,皮下气肿,呼吸困难,喉痛	早期喉黏膜充血肿胀,喉腔变形,后期狭窄,声带运动障碍
喉返神经麻痹	单侧:声音嘶哑,后因健侧代偿,发声接近正常;双侧不完全性:有吸气期呼吸困难;双侧完全性:食物易误吞	单侧不完全性:病侧声带居近正中位,完全性者属于旁中位;双侧不完全性:双侧声带居于近正中位,完全性者居于旁中位
喉结核	低热,咳嗽,咽喉疼痛,吞咽时加剧,声音嘶哑无力	喉黏膜苍白水肿,有边缘不整齐的浅溃疡,或 X 线肺部检查有结核灶
喉梅毒	声音嘶哑、粗而有力	喉黏膜暗红色,边缘锐利的溃疡,有会厌缺损和瘢痕收缩,血清学反应阳性
喉乳头状瘤	病程缓慢,声音嘶哑逐渐加重	可见灰白色乳头样肿瘤,常见于声带或室带处
喉癌	进行性声音嘶哑,喉痛,血痰,有时引起呼吸困难	菜花样或结节状肿物,多发生于声带、室带或会厌处,有时声带固定,可有转移性颈淋巴结肿大

四、治疗

本病以中医治疗为主;但对声带局限性肥厚病变、小结及息肉经保守治疗无效时,可行西医手术切除并积极治疗病因。

(一)辨证论治

1.肺肾阴虚

声音嘶哑,时轻时重,低沉费力,讲话不能持久,每因劳累或多言后声音嘶哑加重。常有清嗓习惯,干咳少痰,喉部微痛或干痒不适。全身症状可伴腰膝酸软,头晕耳鸣,心烦少寐,口渴咽干,午后颧红。舌红,少苔,脉细数。局部检查见声带微红或暗红,边缘增厚,常有黏痰黏附,或声带干燥变薄,声门闭合不全。治宜滋养肺肾,降火开音。方选百合固金汤加减。若虚火明显者,可加黄柏、知母以滋阴降火;若声音嘶哑明显,可加人参叶、胖大海以利喉开音。中成药可含服铁笛丸、金嗓子喉宝,或口服金嗓清音丸、黄氏响声丸等。

2.气滞血瘀痰凝

声音嘶哑日重,持续无减,讲话费力,喉内不适,有异物感,喉中有痰,常"吭喀"以清嗓。全身症状可伴胸闷不舒、咽干不欲多饮,舌暗红或有瘀点、苔薄白、脉涩。局部检查见喉部黏膜暗红肿胀,声带暗红肿胀如棒状,常有痰液黏附,或可见有小结或息肉,声门闭合不全。治宜行气活血,化痰开音。方选会厌逐瘀汤加减。若血瘀明显,声带肥厚暗滞者,可加莪术、鳖甲以祛瘀攻坚;若声带肥厚淡白,呈水肿样变者,可加昆布、海藻以化痰散结开音。中成药可口服金嗓散结丸。

3.肺脾气虚

声音嘶哑日久,劳则加重,上午明显,语音低微,讲话费力。全身症状可伴少气懒言,倦怠乏力,纳呆便溏,唇舌淡红。舌质淡红,苔薄白,脉虚弱。局部检查见咽喉黏膜色淡,声带松弛无力,闭合不良。治宜补益肺脾,益气开音。方选补中益气汤加减。若痰多咳嗽者,可加法半夏、胆南星、北杏仁以化痰止咳开音。中成药可用补中益气丸。

4.痰热蕴结

声音嘶哑时轻时重,说话费力,常"吭喀"清嗓,喉中不适。全身症状可伴胸闷,痰多黄稠,时有咳嗽,或咽痛时作,咽干欲饮。舌红,苔黄腻或厚,脉弦滑。局部检查见喉黏膜充血,声带暗红或淡红,水肿肥厚明显,边缘厚钝,或见广基息肉或声带水肿息肉样变,声门闭合不全。治宜清热化痰,利喉开音。方选清金化痰汤加减。若热象明显,口干者,可加天花粉、射干以清热生津;若咳嗽痰多,可加北杏仁、天竺黄以宣肺化痰止咳。

(二)西医治疗

找出致病因素,针对病因治疗是关键,如戒烟、忌酒,避免物理、化学物质刺激,改善环境污染,治疗邻近器官疾病,如鼻炎、鼻窦炎、咽炎及肺炎等全身疾病。

(1)声带休息:注意少说话,避免大声喊叫,注意嗓音保健。

(2)物理治疗:如超短波理疗、碘离子导入、激光、微波治疗等。

(3)蒸气或雾化吸入:①将10%薄荷乙醇加入蒸气吸入器中,进行蒸气吸入,每天2次。②于0.9%的生理盐水20 mL中加入庆大霉素80 000 U,地塞米松2 mL或糜蛋白酶4 000 U进行喉部超声雾化吸入,每天1~2次。

(4)发声矫治:在声学专业者指导下进行,纠正发音不良习惯。

(5)对萎缩性喉炎患者,可给予碘化钾或氯化铵口服,以刺激喉黏膜分泌,减轻喉部干燥。亦可配合大量维生素A、维生素E或维生素B₂等内服。

(6)手术治疗:①对较大的息肉或小结,经噤声休息和药物治疗无效并影响发声者,可在间接喉镜、直接喉镜、纤维喉镜下切除。②对喉部室带肥厚和超越者,宜行室带部分切除术。③对增生性喉炎过度增生的组织,可在喉镜下以杯形钳仔细从声带边缘与表面切除,或行激光烧灼。杓间隙的肥厚组织可涂用腐蚀剂(硝酸银、蛋白银等)。④环杓关节拨动术:用以治疗杓状软骨运受限,声门闭合不全等。

(三)其他中医治疗

1.雾化或蒸气吸入

用双黄连0.3 g或鱼腥草液2 mL加入20 mL生理盐水做蒸气或雾化吸入,每天1～2次,有清热、消炎、消肿之功。

2.中药喉离子导入

用丹参注射液4 mL做喉局部直流电离子导入治疗,每次20分钟,每天1次,有活血、消肿、开音之功。

3.针灸治疗

(1)体针:取合谷、曲池、足三里、天突等穴,每天1次,中等强度刺激或弱刺激,留针20～30分钟。

(2)耳针:取咽喉、肺、肾上腺,每次取两穴,埋针7天,轮换取穴,有消肿、利喉、开音的作用。

4.穴位注射

(1)丹参注射液双喉返神经注射:在颈前双甲状软骨下角与环状软骨交界旁开0.5 cm处常规消毒后,用5号短针头抽取丹参注射液2 mL,垂直刺入0.3 cm,回抽无血后再将药液徐徐注入。每侧1 mL,隔天1次,10次为1个疗程。有清热、活血、消肿之功,用于喉明显充血伴黏膜肥厚者。

(2)人参注射液双喉返神经注射:用5号短针头抽取人参注射液2 mL,注射部位及方法与丹参相同。有益气补肺之功,用于声音嘶哑日久,多言更甚,检查见声带活动乏力、开合不利者。

五、预防与调护

由于慢性喉炎的发病与各种因素有关,因而要积极治疗急性喉炎,减少复发;采用正确的发声方法,避免过度用嗓;避免粉尘、有害气体等的刺激;戒除烟、酒等不良嗜好,注意饮食调理;生活起居有节,增强身体抗病能力,对预防本病有积极意义。

六、预后与转归

慢性喉炎声休后有自愈倾向,再用声时,若发声不当,仍可复发。大多数患者经正确发声指导和治疗后都能获痊愈。对喉部鳞状上皮增生的患者应密切随访。

第四节　急性喉气管支气管炎

急性喉气管支气管炎为喉、气管、支气管黏膜的急性弥漫性炎症。多见于5岁以下儿童,2岁左右发病率最高。男性多于女性,男性约占70%。冬春季发病较多,病情发展急骤,病死率较高。按其主要病理变化,分为急性阻塞性喉气管炎和急性纤维蛋白性喉气管支气管炎,二者之间的过渡形式较为常见。

一、急性阻塞性喉气管炎

急性阻塞性喉气管炎又名假性哮吼、流感性哮吼、传染性急性喉气管支气管炎。

(一)病因

急性阻塞性喉气管炎病因尚不清楚,有以下几种学说。

(1)感染:病毒感染是最主要的病因。本病多发生于流感流行期,故许多学者认为与流感病毒有关,与甲型、乙型和亚洲甲型流感病毒,以及 V 型腺病毒关系较密切。除流感外,本病也可发生于麻疹、猩红热、百日咳及天花流行之时。病变的继续发展与继发性细菌感染有密切关系。常见细菌为溶血性链球菌、金黄色葡萄球菌、肺炎链球菌、嗜血流感杆菌等。

(2)气候变化:本病多发生于干冷季节,尤其是气候发生突变时,故有些学者认为与气候变化有关。因呼吸道纤毛的运动和肺泡的气体交换均需要在一定的湿度和温度下进行,干冷空气不利于保持喉气管和支气管正常生理功能,易罹患呼吸道感染。

(3)胃食管咽反流:胃食管咽反流也是常见的病因。检测全时相咽部 pH 常低于6。

(4)局部抵抗力降低:呼吸道异物取出术、支气管镜检查术,以及呼吸道腐蚀伤后也易发生急性喉气管支气管炎。

(5)体质状况:体质较差者,如患有胸肺疾病(如肺门或气管旁淋巴结肿大),即所谓渗出性淋巴性体质的儿童易患本病。

(6)C_1-酯酶抑制剂(C_1-INH)缺乏或功能缺陷,为染色体显性遗传性疾病。

(二)病理

本病炎症常开始于声门下区的疏松组织,由此向下呼吸道发展。自声带起始,喉、气管、支气管黏膜呈急性弥漫性充血、肿胀,重症病例黏膜上皮糜烂,或大面积脱落而形成溃疡。黏膜下层发生蜂窝组织炎性或坏死性变。初起时分泌物为浆液性,量多,以后转为黏液性、黏脓性甚至脓性,有时为血性,由稀而稠,如糊状或黏胶状,极难咳出或吸出。

基于小儿喉部及下呼吸道的解剖学特点,当喉、气管及支气管同时罹病时,症状较成人更为严重。气管的直径在新生儿为4～5.5 mm(成人为15～20 mm),幼儿每公斤体重的呼吸区面积仅为成人的1/3,当气管、支气管黏膜稍有肿胀,管腔被炎性渗出物或肿胀的黏膜所阻塞时,即可发生严重的呼吸困难。

(三)临床表现

一般将其分为3型。

1.轻型

多为喉气管黏膜的一般炎性水肿性病变。起病较缓,常在夜间熟睡中突然惊醒,出现吸气性呼吸困难及喘鸣,伴有发绀、烦躁不安等喉痉挛症状,经安慰或拍背等一般处理后,症状逐渐消失,每至夜间又再发作。此型若得到及时治疗,易获痊愈。

2.重型

可由轻型发展而来,也可起病即为重型,表现为高热,咳嗽不畅,有时如犬吠声,声音稍嘶哑,持续性渐进的吸气性呼吸困难及喘鸣,可出现发绀。病变向下发展,呼吸困难及喘鸣逐渐呈现为吸气与呼气均困难的混合型呼吸困难及喘鸣。呼吸由慢深渐至浅快。病儿因缺氧烦躁不安。病情发展,可出现明显全身中毒症状及循环系统受损症状,肺部并发症也多见。

3.暴发型

少见,发展极快,除呼吸困难外,早期出现中毒症状,如面色灰白、咳嗽反射消失、失水、虚脱，以及呼吸循环衰竭或中枢神经系统症状，患者可于数小时或一日内死亡。

局部纤维喉镜或纤维支气管镜检查，可见自声门以下，黏膜弥漫性充血、肿胀，以声门下腔最为明显，正常的气管软骨环显示不清楚。气管支气管内可见黏稠分泌物。喉内镜检查不仅可使呼吸困难加重，还有反射性引起呼吸心搏骤停的危险，因此，最好在诊断确有困难并做好抢救准备时使用。对反复发作的急性喉气管炎可行 pH 计监测胃食管咽反流。肺部 CR 片或 CT 扫描有时可见因下呼吸道阻塞引起的肺不张或肺气肿，易误诊为支气管肺炎。

(四)诊断和鉴别诊断

根据上述症状，尤其当患儿高热后又出现喉梗阻症状，结合检查可明确诊断。应与气管支气管异物、急性细支气管炎、支气管哮喘、百日咳、流行性腮腺炎、猩红热等相鉴别，与白喉、急性感染性会厌炎的鉴别参见表 7-2。

表 7-2　急性喉气管支气管炎与急性感染性会厌炎和白喉的鉴别

鉴别要点	急性喉气管支气管炎	急性感染性会厌炎	白喉
发病率	较常见	稀少	非常稀少
发病年龄	6个月至3岁	2～6岁	6个月至10岁
起病	较急,1～2天	突然,6～12小时	较缓,2～4天
病因	病毒,尤其是副流感病毒Ⅰ型	乙型流感嗜血杆菌	白喉杆菌
病理	声门下肿胀为主,黏膜的渗出物阻塞气管树	声门上区严重肿胀可发生菌血症	喉假膜形成可发生毒血症
发热	中度发热	高热	发热不明显
临床主要特点	慢性进行上呼吸道梗阻、喉鸣、哮吼性咳嗽	严重的喉痛、吞咽困难声音低沉、迅速进行性喉梗阻	慢性发作性头痛、喉痛、哮吼性咳嗽、声音嘶哑、喘鸣
预后	如果呼吸能维持数天内可自行消退	如不及时建立人工气道可发生严重的呼吸循环衰竭	可发生窒息、中毒性心肌炎循环衰竭

(五)治疗

对轻型者，治疗同小儿急性喉炎，但须密切观察。对重症病例，治疗重点为保持呼吸道通畅。

(1)给氧、解痉、化痰、解除呼吸道阻塞，对喉梗阻或下呼吸道阻塞严重者须行气管切开术，并通过气管切开口滴药及吸引，清除下呼吸道黏稠的分泌物。中毒症状明显者,须考虑早行气管切开术。

(2)立即静脉滴注足量敏感的抗生素及糖皮质激素。开始剂量宜大,呼吸困难改善后逐渐减量,至症状消失后停药。

(3)抗病毒治疗。

(4)室内保持一定湿度和温度(湿度 70％以上,温度 18～20 ℃为宜)。

(5)忌用呼吸中枢抑制剂(如吗啡)和阿托品类药物,以免分泌物更干燥,加重呼吸道阻塞。

(6)胃食管咽反流在新生儿和婴幼儿时期是一种生理现象,出生 1 年后随括约肌功能及胃-食管角的发育成熟,食物由稀变稠而逐渐消退。治疗措施:①睡眠时可抬高床头,减少胃酸反流。②低脂饮食,避免睡前进食。③必要时加用降低壁细胞酸分泌的药物、H_2 受体阻滞剂(西咪替丁)、氢离子泵抑制剂(奥美拉唑)、胃肠蠕动促进剂(西沙必利)。④重者甚至可手术治疗。

二、急性纤维蛋白性喉气管支气管炎

急性纤维蛋白性喉气管支气管炎也称纤维蛋白样-出血性气管支气管炎、纤维蛋白性化脓性气管支气管炎、流感性(或恶性、超急性)纤维蛋白性喉气管支气管炎、急性膜性喉气管支气管炎、急性假膜性坏死性喉气管支气管炎等。多见于幼儿,与急性阻塞性喉气管炎虽同为喉以下呼吸道的化脓性感染,但病情更为险恶,病死率很高。

(一)病因

(1)阻塞性喉气管炎的进一步发展。

(2)流感病毒感染后继发细菌感染。

(3)其他:创伤、异物致局部抵抗力下降,长时间气管内插管,呼吸道烧伤后等。

(二)病理

与急性阻塞性喉气管炎相似,但病变更深。主要特点是喉、气管、支气管内有大块或筒状痂皮、黏液脓栓和假膜。呼吸道黏膜有严重炎性病变,但无水肿,黏膜层及黏膜下层大片脱落或深度溃疡,甚至软骨暴露或发生软化。因黏膜损伤严重,自组织中逸出的血浆、纤维蛋白与细胞成分凝聚成干痂及假膜,大多易于剥离。

(三)症状

类似急性阻塞性喉气管炎,但发病更急,呼吸困难及全身中毒症状更为明显。

(1)突发严重的混合性呼吸困难。呼吸时呈干性阻塞性噪响,可伴有严重的双重性喘鸣。咳嗽有痰声,但痰液无法咳出。如假膜脱落,可出现阵发性呼吸困难加重,气管内有异物拍击声,哭闹时加剧。

(2)高热,烦躁不安,面色发绀或灰白,可迅速出现循环衰竭或中枢神经系统症状,如抽搐、惊厥、呕吐。发生酸中毒及水电解质失衡者也多见。

(四)检查及诊断

检查参见急性阻塞性喉气管炎,常有混合性呼吸困难,胸骨上窝、肋间隙、上腹部等处有吸气性凹陷,伴以锁骨上窝处呼气性膨出。呼吸音减弱或有笛音,甚至可闻及异物拍击声。用力可咳出大量黏稠的纤维蛋白性脓痰及痂皮,咳出后呼吸困难可明显改善。如行支气管镜检查,可见杓状软骨间切迹、气管及支气管内有硬性痂皮及假膜。结合症状可确定诊断。

(五)治疗

同急性阻塞性喉气管炎,应及早进行血氧饱和度监测和心电监护。较严重者,需行气管切开术,但术后通过气管套管口滴药消炎稀释,必要时须反复施行支气管镜检查,将痂皮及假膜钳出和吸出,以缓解呼吸困难。

(六)并发症

常见的并发症为败血症或菌血症,其次是心包炎、弥漫性支气管肺炎、脑膜炎、脑炎等。

(七)预后

一般预后良好,如并发麻疹和支气管肺炎者预后较差。

第五节　环杓关节炎

喉关节炎中因环甲关节炎发生较少,且症状不明显,以下主要介绍常见的环杓关节炎。

一、病因

(1)全身性关节疾病的局部表现,如风湿性关节炎或类风湿关节炎、痛风、强直性脊柱炎、系统性红斑狼疮和其他胶原病,甚至可能是青少年风湿性关节炎早期唯一的表现,临床 25%～33% 的类风湿关节炎累及环杓关节。

(2)喉炎、喉软骨炎等喉部急性或慢性炎性疾病直接侵及关节,多见于链球菌感染,也可发生于特殊性传染病,如结核或梅毒性溃疡等。

(3)喉内及喉外部创伤可引起一侧或双侧关节炎,如内镜、麻醉插管、置管时间过长、管径过粗、长期鼻饲等。受到颈前部钝性撞击、挤压时,常易损伤环杓关节。

(4)继发于急性传染病,如伤寒、流感之后。

(5)放射治疗后。

二、病理

喉关节炎的病理为炎性改变过程。对于风湿性及类风湿性环杓关节炎病理改变:初期关节滑液层及软骨炎症,包括关节渗出、滑膜增生及炎性细胞浸润。后期滑膜增厚,血管翳形成,并沿关节面蔓延,释放酶及其他软骨破坏介质,关节软骨发生破坏、吸收,纤维组织增生可代替消融的软骨,产生关节腔纤维强直,最终发生骨强直及关节变形。

三、临床表现

(一)急性期

常见声音嘶哑和喉痛,早期在吞咽和发声时喉部异物感,以后喉痛可逐渐加重,并常向耳部放射。声音嘶哑及呼吸困难视炎症、红肿程度和声带固定的位置而定。声带固定于外展位可出现声音嘶哑或失声,红肿较剧或声带固定于内收位者,可出现呼吸困难、喘鸣。原发病的症状,如伴有风湿性或类风湿关节炎症状等。喉镜检查可见杓状软骨处黏膜充血、肿胀,可累及杓间区、杓状会厌襞的后段及室带。声带可固定于内收或外展位。在喉结两侧或一侧甲状软骨后缘中央或环状软骨后部有压痛。

(二)慢性期

慢性期或称僵直期。多见于反复急性发作后,一次急性发作也可转为慢性。其症状取决于关节固定的位置,可出现声音嘶哑或呼吸困难,喉部症状多不明显。若为一侧病变,患侧声带较健侧高,发声时健侧杓状软骨可接近患侧杓状软骨。有时可见环杓关节区黏膜增厚、溃疡,形成肉芽瘢痕等。

四、诊断与鉴别诊断

急性环杓关节炎较易诊断,喉痛、声音嘶哑、杓状软骨区充血肿胀,发声时声门呈三角形裂缝是急性环杓关节炎诊断的主要依据,尤其是杓状软骨区的充血肿胀。要识别是否为风湿性,应注意其他关节酸痛史,行血沉、抗链球菌溶血素"O"检测及抗风湿治疗是否有效。慢性环杓关节炎极似喉返神经麻痹,可根据病史、频闪内镜、拨动杓状软骨是否活动及喉肌电图等与喉返神经麻痹相鉴别。

五、治疗

针对病因积极治疗,外伤或一般炎症引起者,可予以局部理疗,如透热疗法、药物离子(水杨酸制剂)透入。急性发作期以声带休息为主,全身使用糖皮质激素及抗生素,亦可关节腔内注射。风湿或类风湿性患者,可口服水杨酸制剂。待炎症消退后行喉镜检查,可在支撑喉镜下用喉钳推动患侧杓状软骨,试行杓状软骨拨动术,术后适时发声和深呼吸,以防关节僵硬。

第六节　喉软骨膜炎

喉软骨膜炎为喉软骨膜及其下隙的炎性病变。急性及原发性者较少,慢性及继发性者居多,常使软骨坏死形成脓肿。

一、病因

喉软骨膜炎的原因很多,可概括为如下 3 类。

(一)喉部外伤

喉部各种外伤如切伤、刺伤、裂伤、烧伤和挫伤等均极易伤及喉软骨膜和软骨。喉裂开术或其他喉部手术,如过多分离甲状软骨膜时,可发生甲状软骨膜炎;高位气管切开术常损伤环状软骨,麻醉插管及喉部内镜检查,若损伤杓状软骨,或插管时间太久,压迫杓状软骨,均可引起杓状软骨膜炎;喉部吸入较大而硬的异物直接损伤喉软骨亦可引起本病。

(二)放射线损伤

喉部软骨对各种放射线的耐受性极低,在颈部用深度 X 线、镭锭、放射性核素或其他高能量放射治疗进行治疗时,常出现一些放射性喉软骨反应,引起喉软骨膜炎及软骨坏死等并发症。并发症发生的时间与放射剂量的关系并非完全一致。有些患者在放疗期间或结束时发生反应,多数患者为延迟反应,常在放疗后

3~6个月,甚至1年至数年之后才发生,故应详细追问病史。

(三)全身疾病

罹患上呼吸道感染、伤寒、白喉、猩红热、麻疹、天花、结核、梅毒,以及糖尿病等疾病时,病菌或毒素可累及喉部各软骨,引起喉软骨膜炎;或因病菌感染,损害喉黏膜形成溃疡,溃疡深达喉软骨膜而致病。

(四)喉部恶性肿瘤

喉部恶性肿瘤晚期发生深部溃疡,继发感染,也可引起喉软骨膜炎及软骨坏死。

二、病理

喉软骨膜炎多发生于杓状软骨,环状软骨及甲状软骨次之,会厌软骨膜感染者最少。外伤性喉软骨膜炎常累及多个喉软骨。软骨膜发生炎症后,渗出液积留于软骨膜下隙,逐渐形成脓液,使软骨膜与软骨分离,软骨缺血而坏死。病变之初,喉内部显现水肿或红肿,有时喉外部亦有肿胀。喉软骨膜炎亦有不化脓者,愈后瘢痕生成较多,明显增厚。喉结核最易侵及杓状软骨,并常波及环状软骨,使其强直。喉部梅毒病变则多侵及甲状软骨。

三、症状

(一)疼痛

吞咽痛及喉部压痛为此病的主要症状。当颈部运动或压迫喉部时均发生疼痛或钝痛,吞咽时疼痛加剧,有时疼痛放射到耳部或肩部。

(二)声音嘶哑

早期发声易疲劳,进一步发展,声调变低变粗,言语厚涩,渐至声音嘶哑。

(三)吞咽困难

杓状软骨及环状软骨发生软骨膜炎时,杓状软骨高度肿胀,梨状窝亦肿胀,引起吞咽困难。

(四)呼吸困难

如喉内黏膜高度充血水肿,使声门窄小,严重者发生吸入性呼吸困难,并可发生窒息。

(五)全身症状

体温多正常或低热,急性病例及混合感染,其体温可高达40℃,少数患者有乏力、畏寒等不适。如因全身疾病引起者,则有明显的全身原发病症状。

四、检查

(一)颈部检查

甲状软骨膜炎患者,颈前部多有肿胀发硬,并有明显的压痛,有时颈部出现红肿,淋巴结也常肿大。

(二)喉镜检查

检查所见视病变位置和范围不同而异。如病变限于一侧杓状软骨,则患侧杓状突明显肿胀,表面光滑发亮。甲状软骨喉腔面软骨膜发炎时,喉室带、声带、杓状突均发生肿胀。如病变在环状软骨板时,常于梨状窝处发生肿胀,环杓关节多被侵及发生强直,致患侧声带固定。

五、诊断

根据病史及检查所见,一般诊断较易,但宜查出其原因,以便确定治疗方法。喉软骨膜炎与喉脓肿有时不易辨别。喉软骨膜炎极易演变为喉脓肿,必要时可进行穿刺检查,以便确诊。

六、治疗

治疗原则:防止炎症的扩散及喉软骨坏死化脓。因为喉部软骨为各自的软骨膜所包绕,互相分隔。如果病变蔓延发展,或处理不当(如切开或穿刺),可使炎症迅速扩散。如没有明显的喉脓肿形成,一般不主张施行探查性穿刺或切开。

(1)早期应用足量的抗生素及激素治疗。

(2)局部理疗或热敷,有减轻疼痛、促使感染局限化之功效。

(3)患者尽量少说话,进流食。

(4)针对病因,积极治疗,如有异物,应尽早取出。

(5)严密观察患者的呼吸情况,如有明显的呼吸困难,应行气管切开术。

(6)喉软骨坏死化脓,则按喉脓肿治疗。

第七节　喉　息　肉

喉息肉是喉部的慢性疾病,发生于声带者称为声带息肉,其原因不明,有时可因用声不当造成,亦可继发于上呼吸道感染。有人将它归为喉的良性肿瘤,实际上是假性肿瘤,其发病率占喉部良性肿瘤的 20％以上。多见于中青年。本病属于中医"慢喉喑"范畴。

一、病因病机

中医认为素体肺脾虚弱或脏腑功能失调,水液输布失司,喉间痰浊凝聚,发为本病;或久病脏虚运化失职,或用声过度,伤及脉络,气血失和,痰浊瘀血阻于喉间肌膜之中,渐发本病。

现代医学认为本病的发病有以下几种原因:①用声不当与用声过度;②上呼吸道病变如感冒、急慢性喉炎、鼻炎、鼻窦炎等;③吸烟可刺激声带,使血浆渗入任克间隙;④声带息肉样变多见于更年期妇女,故有学者认为与内分泌紊乱有关;⑤据声带息肉给予类固醇皮质激素治疗好转和声带息肉的光镜及电镜组织学所见,有学者认为与变态反应有关。

二、病理

初起时,声带边缘上皮下潜在的间隙中组织液积聚,因而出现局部水肿、出血、小血管扩张,水肿逐渐增大,突出于声带边缘呈灰白色或乳白色,半透明样。继而纤维组织增生,形成圆形或椭圆形块状物,表面光滑:有的基底广,多发;有的基底小,单发。多发生于一侧声带的前中 1/3 交界处,亦有一侧或两侧发生全声带弥漫性息肉样变。此外,由于创伤,声带黏膜出血,机化后形成出血型红色息肉。

三、临床表现与诊断

(一)症状

声音嘶哑是本病的主要特征,开始为间歇性,后为持续性,时轻时重,发声费力或感喉间有物;息肉垂于声门下腔者常伴有咳嗽;巨大息肉位于两侧声带之间者,可完全失声,甚至导致呼吸困难和喉喘鸣。

(二)体征

典型的息肉多发生于声带的前中 1/3 交界处,大多是带蒂的淡红色或半透明的肿物,自声带边缘长出,有时可悬垂于声门下,发音时可被闭合的声带遮住,检查不易发现,在呼气时才能看见;或在声带边缘上,呈小粟粒状突起;亦有在声带游离缘呈基底较宽的梭形息肉样变,或呈弥漫性肿胀遍及整个声带者,声带息肉一般单侧多见,亦可两侧同时发生。

(三)实验室和其他辅助检查

1.纤维喉镜或直接喉镜检查

对间接喉镜检查不满意的患者,可行纤维喉镜或直接喉镜检查以了解喉部情况。

2.电脑嗓音分析

临床采用嗓音分析软件 Dr.Speech 对嗓音障碍患者声音嘶哑做出客观评价,并为治疗提供有效的帮助。通过该软件可进行声学分析、言语训练和电声门图的定量评估,也可做声带手术前后嗓音康复的比较。

3.喉部组织病理检查

可通过对喉部肿物活检以明确性质,除外恶性肿瘤。

(四)鉴别诊断

临床上需要与以下疾病鉴别。

1.喉乳头状瘤

喉乳头状瘤为喉部较常见的良性肿瘤,多见于中年以上的患者。本病的临床表现为声音嘶哑或失声,重者可引起呼吸困难及喘鸣等症。喉镜检查发现声带、假声带或前连合等处有苍白色或淡红色肿物,表面粗糙不平,呈乳头状、桑葚状。病理活检可确诊。

2.声带癌

常见于50~70岁男性。本病早期的症状为声音嘶哑,晚期则见呼吸困难与吞咽障碍。全身症状可见咳嗽、咯血、口中发臭、贫血、消瘦、颈淋巴结肿大等。局部检查可见喉部肿物呈灰白色或红色,表面不光滑可呈溃疡状或菜花状。喉部 CT 或 MRI 有助于诊断,但最终确诊必须依靠病理活检。

四、治疗

息肉小者以中医治疗为主,并注意声带休息,纠正发声方法;若息肉较大,则多考虑手术摘除息肉。

(一)辨证治疗

1.肺脾虚弱

声音嘶哑、低沉或失声,晨轻暮重,常伴有清嗓,兼见语久乏力,纳差,局部检查见声带边缘息肉灰白水肿,带蒂或广基。舌质淡,苔薄白或腻,脉滑。治宜健脾益气,利湿散结。方选四君子汤合五苓散加减。若痰湿重者,可加瓜蒌皮、枳实以化痰祛湿散结;若声音嘶哑明显者,可加人参叶、诃子肉以利喉开音。

2.痰瘀困结

声音嘶哑日久难愈,音色晦暗或发音困难,多伴有咽喉疼痛、口干。局部检查见息肉带蒂或息肉样变,色灰白或暗红。舌质紫暗或有瘀点,脉涩。治宜化痰祛瘀,散结开音,方选会厌逐瘀汤加减。若兼气阴不足,可加麦冬、五味子、太子参以益气养阴。

(二)西医治疗

息肉小者可考虑保守治疗,若息肉较大,则应考虑手术摘除息肉。

1.一般治疗

找出致病因素,针对病因治疗;注意声带休息,纠正发声方法,噤声或轻声发音。

2.物理治疗

如超短波理疗、碘离子导入等。

3.雾化吸入

于0.9%的生理盐水20 mL中加入庆大霉素80 000 U,地塞米松2 mg,行喉部雾化吸入,每天1~2次。

4.手术治疗

较小的息肉可在纤维喉镜下切除;大的息肉可在间接喉镜或支撑喉镜下切除;对于广基又为双侧者,应分次手术,以免粘连;特别巨大者,需行喉裂开术切除。

(三)其他中医治疗

1.蒸气或雾化吸入

以双黄连0.3 g或鱼腥草液2 mL加入20 mL生理盐水做蒸气或雾化吸入,每天1次,10次为1个疗程。

2.喉局部直流电离子导入

用丹参注射液4 mL做喉局部直流电离子导入治疗,每天1次,每次20分钟,10次为1个疗程。

3.针灸治疗

体针,取人迎、天突、丰隆、扶突,每次选配2~3穴,平补平泻,每天针1次,7次为1个疗程。

五、预防与调护

注意发声的方法,避免大声喊叫及长时间地讲话,少吃辛辣炙煿之品,戒烟

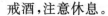

戒酒,注意休息。

六、预后与转归

经适当的治疗及合理的发声训练,预后良好。

第八节 喉 脓 肿

喉部脓肿较咽部脓肿少见,男性较女性多,多发于 20～60 岁。

一、病因

(一)继发于喉部疾病

(1)急性会厌炎、急性喉炎、喉部水肿等。病菌可侵及喉黏膜下层,形成局部脓肿。

(2)喉结核、梅毒等,如继发感染形成溃疡,喉软骨也容易坏死化脓而形成喉脓肿。

(3)喉软骨膜炎可演变为脓肿。

(二)外伤

任何机械性、物理性和化学性刺激都可以伤及喉黏膜及喉软骨,感染后可形成脓肿。手术外伤如喉裂开术、气管切开术、喉内插管及喉内镜检查等,可损伤喉黏膜,继发感染,则可形成脓肿。

(三)邻近器官疾病的蔓延

(1)口腔龋齿、牙槽脓肿、急性化脓性扁桃体炎、咽部脓肿等炎症均可直接向下扩散和蔓延至喉部,或经淋巴和血行播散至喉部引起喉脓肿。

(2)颈部急性蜂窝织炎,炎症局限形成脓肿,脓液直接腐蚀甲状软骨而继发喉脓肿。

(四)放射线损伤

喉部放射治疗如照射野太广,短期内所用剂量较大,可并发喉软骨膜炎、软骨坏死及化脓。

(五)深部真菌感染

深部真菌感染原发者少见。常在喉部慢性特种传染病及喉部恶性肿瘤等长期应用广谱抗生素、肾上腺皮质激素及抗肿瘤药物或放射治疗之后发生。致病真菌多为隐球菌、白色念珠菌、放线菌等。

喉脓肿常为混合性感染,致病菌为溶血性链球菌、葡萄球菌、肺炎链球菌、铜绿假单胞菌、大肠埃希菌等。由烧伤、放射线所引起的喉脓肿则以铜绿假单胞菌、金黄色葡萄球菌多见。

二、症状

(一)全身中毒症状

大多数患者起病急骤,常有寒战、发烧、全身不适、食欲缺乏,脉搏、呼吸快速。

(二)局部症状

视脓肿的位置、范围及性质,有不同程度的喉痛、吞咽痛、声音嘶哑及呼吸困难等症状。脓肿未形成前,局部充血水肿较明显,常有声音嘶哑、呼吸困难、喘鸣。如脓肿已形成,因疼痛较局限而明显,有时可发生反射性耳痛,体温下降正常或为低热。

喉脓肿如发生在喉后部,则有吞咽疼痛及吞咽困难,或至少有喉部梗阻感。喉脓肿如发生在杓状软骨,可早期引起杓状软骨坏死,继而发生环杓关节固定。喉脓肿如发生在环状软骨,常致一侧或双侧环杓关节固定,呼吸困难、吞咽困难较明显。喉脓肿如发生在甲状软骨,常引起声带、室带、喉室、声门下区同时肿胀。喉脓肿向颈部穿破,或喉脓肿由颈部感染引起者,在颈部有时可出现坚硬木板样浸润块。如脓肿较大,可压迫整个喉体向一侧移位,并可压迫颈交感神经节,出现 Horner 综合征。

三、检查

(一)喉外部及颈部检查

颈部常有压痛,活动喉体则疼痛加剧。脓肿可引起甲状软骨坏死,炎症扩散蔓延至颈部,使颈部红肿发硬,以后逐渐软化有波动感,穿刺可抽出脓液。脓肿穿破颈前皮肤,可形成瘘管,瘘口周围有肉芽组织增生。颈部及颌下可触及肿大的淋巴结。

(二)喉镜检查

应注意观察喉腔黏膜有无充血、水肿,环杓关节是否固定,梨状窝有无积液及瘘管形成等。

浅而小的脓肿多局限于会厌舌面、杓状会厌襞及杓状突等处;范围较大的脓肿,表示喉深部已受感染。

(三)X线检查

应常规行胸部X线检查,注意有无纵隔影增宽及肺结核。摄颈部侧位片,以检查有无异物存留及喉软骨软化或骨化等;亦可观察会厌、喉室及梨状窝有无变形。CT扫描、MRI更有助于诊断。

四、诊断

一般诊断喉脓肿不困难。但在早期,喉黏膜常呈弥漫性充血、水肿,喉部压痛亦不明显,易误诊、漏诊。必须严密观察病情发展。必要时可行穿刺抽脓,以便确诊。

五、并发症

(一)窒息

喉脓肿破裂或喉内黏膜高度肿胀均可引起窒息,需立即进行气管切开术。

(二)炎症

向下蔓延扩展可致喉气管支气管炎,炎症向下直接侵入纵隔,可引起纵隔炎及纵隔脓肿,脓液若被吸入肺部可发生肺脓肿。

(三)感染

可向上循颈动脉鞘传入颅内发生脑膜炎、脑脓肿或引起颈内静脉栓塞及颅内血栓性静脉炎。

(四)喉狭窄

脓肿若破坏喉软骨及喉内组织,治愈后常有瘢痕收缩及粘连,引起喉狭窄。

六、治疗

(1)切开引流术:①喉内脓肿多在直接喉镜下进行切开排脓。脓肿切开前,先用无菌技术穿刺抽取脓液,留做细菌培养及药敏试验。在脓肿最突出处切开,脓液排除后,用吸引器头或用闭合的异物钳细心探触脓腔,注意有无异物存留或坏死软骨,如有发现,应立即取除。②喉外部肿胀者,可于颈部施行手术引流脓液。要注意保护颈部重要血管、神经、喉部肌肉及正常的喉软骨膜,以防止后遗瘢痕狭窄。切口置橡皮引流条,每天检查伤口引流情况。喉脓肿消退后,如有喉狭窄可能时,应及时行喉扩张术。

（2）应用足量的抗生素：脓肿切开引流后，仍需应用足量的抗生素治疗。

（3）全身支持疗法：对体温较高者，可应用药物或物理降温；有呼吸困难者，应予以输氧，及时纠正酸中毒，并做好气管切开术的准备，必要时进行气管切开术。病情较重者，应进食高热量、易消化的饮食，及时输液，必要时可少量输血。

（4）因放射线引起的喉软骨广泛坏死，并形成多发性喉脓肿者，还须考虑施行喉全切除术；但术后并发症较多，医师、患者及其家属都必须有充分的思想准备，相互配合，以期取得最佳的疗效。

第八章

咽喉部外伤性疾病

第一节 咽 外 伤

咽外伤是指咽部受到外力作用,或因高温、化学物品灼伤等造成的损伤。

由于咽和气管、食管、颈部血管、神经、甲状腺等解剖关系密切,所以咽部的损伤不仅可使重要大血管及神经损害,还影响呼吸及吞咽功能,属广泛、复合的致命创伤,须急诊处理、抢救。

咽部外伤一般分两种,即灼伤和机械性损伤。灼伤可分为热灼伤和化学灼伤。机械性损伤可分为切割伤、火器伤等。咽作为呼吸和吞咽的共同通道,误进烫热的饮食或吸入高热的空气,均可造成咽喉烫伤。除了局部症状外,还可引起全身复杂的病理变化和中毒症状,甚至危及生命,必须早期诊断,及时治疗。小儿缺乏生活知识,喜动,所以咽灼伤绝大多数发生于儿童,成人则较少见,或是以自杀为目地有意饮化学品。机械性损伤则多发生于成人。

一、病因、病理

(一)西医病因、病理

1.咽灼伤

绝大多数发生于儿童。小儿自己误进烫热的饮食,是造成咽灼伤的主要原因。由于儿童保护性反射不健全,口腔黏膜对热的抵抗力弱,当其吸饮沸水或吃热食物后,不会立即吐出,因疼痛及惊恐哭闹,反而咽下,造成咽灼伤。成人误饮各种化学品导致咽灼伤。咽灼伤后,病理表现为黏膜弥漫性充血,继之水肿,受伤黏膜表面形成坏死性假膜或痂皮。严重灼伤,可致黏膜深度坏死,导致瘢痕性结缔组织增生,造成咽喉部疤痕狭窄、变形。由于食物在咽生理狭窄区停留时间相对较长,所以,在舌腭弓、悬雍垂、会厌舌面、杓状软骨及其皱襞、环后等处损害多较严重。

2.切割伤

咽部切割伤指因锐利器具所引起的、造成咽与颈等外部相通的损伤,包括刺伤、切伤和割伤。多见于工矿爆破时不慎为碎片击中,或车间工作时为爆裂物击伤。交通事故中,咽部被玻璃、铁器等撞伤。斗殴中的锐器伤,或有意用刀剪自杀。切割伤在部位和深度上,虽有差异,但都是线状伤。

在刎颈患者中,有相当一部分属咽外伤,据统计,刎颈切口位于舌骨以上者为 2.5%～7.4%,在甲状舌骨平面为 26.8%～53.3%。

3.火器伤

咽部火器伤包括枪弹伤和火器爆炸所导致的咽部损伤。枪弹伤一般为贯穿伤,范围较局限,损伤较小;而爆炸伤常伴有颈部组织广泛损伤,破坏范围较广,且周围的树皮、泥土等污物,亦随着弹片进入伤口,极易感染。

(二)中医病因病机

各种原因所致的咽损伤,其共同的病机为脉络受损,气滞血瘀;若染邪毒,则可致热毒壅盛。

二、临床表现

(一)咽灼伤

咽灼伤的损伤程度,视食物的温度、数量和作用时间而定。

伤后即出现口腔和咽喉疼痛,吞咽疼痛,咽下困难,流涎,咳嗽,如伴有喉头水肿,则出现声音嘶哑及呼吸困难。全身症状可见精神不振、倦怠、思睡、食欲很差、体温升高,以及程度不等的中毒症状。局部检查见软腭、扁桃体、悬雍垂、咽后壁和会厌舌面红肿、糜烂、有水疱或表面形成白膜。轻度灼伤无继发感染者,1 周内白膜自行消退,伤面愈合。重度灼伤者在 2～3 周后,因瘢痕粘连而致咽喉狭窄,甚至闭锁。

(二)切割伤

1.出血

如未伤及大血管,流血常不多;如颈血管与咽部同时受伤,则出血较多。

2.皮下气肿

皮下气肿较常见。受伤后,空气遂进入皮下,造成皮下气肿,并可扩展至胸部,或进入纵隔。严重者,可压迫肺部和心血管,造成呼吸、循环衰竭。咳嗽时皮下气肿加重,有捻发音。

3.呼吸困难

造成呼吸困难的因素是多方面的:①外伤后出血较多,血液可进入气管,造成窒息。②伤及颏舌骨肌,易使舌面后坠,造成呼吸困难。③合并喉软骨的脱位,或损伤、喉水肿,可发生呼吸困难。

4.继发感染

颈咽贯通伤后,由于大量唾液流入伤口,极易继发感染,进一步可导致颈深部感染,引起蜂窝织炎、咽旁脓肿或咽后脓肿。若舌骨上方受损伤,可并发脓性颌下炎。甲状舌骨膜处的切割伤,可伤及会厌,导致会厌炎、会厌脓肿,后期则可伴有软骨膜炎、软骨坏死、关节炎、关节固定、声带瘫痪、咽喉瘢痕狭窄等症状。

5.其他

其他包括伤口流涎、疼痛、吞咽困难、咳嗽、声音嘶哑等症状。

(三)火器伤

枪弹造成的咽部损伤可分为枪弹穿透伤和非穿透伤。穿透伤在咽部仅留下弹道痕迹,如未伤及血管,一般无大危险,患者仅感伤口灼痛,如不继发感染,伤口可自行愈合。非穿透伤在咽部除有伤口外,还有子弹存留,临床表现与子弹存留的部位有关。

火器爆炸所致的咽外伤,常合并颈部大血管损伤,大出血可导致死亡,或形成动脉瘤。由于弹片、异物进入伤口或存留咽部,极易感染化脓,形成瘘管、咽旁脓肿或咽后脓肿。患者可有体温升高、吞咽疼痛、呼吸困难等表现。

咽部外伤还可以引起颈内动脉血栓形成,出现神经系统症状。其发病机制可能是由于直接外伤撕裂,或血管壁突然被牵拉引起颈内动脉内膜及中层损伤后继发血栓形成。

三、实验室与其他检查

(一)切割伤

切割伤合并皮下气肿,可拍颈部、胸部 X 线片,观察气肿病变。

(二)火器伤

间接喉镜、食管镜检查,可以帮助了解损伤的范围和深度。颈、咽部摄片有助于了解异物的大小、数量及部位,并可观察咽部有无气肿、软组织感染、邻近器官损伤的情况等。

四、诊断与鉴别诊断

(一)诊断要点

1.西医诊断

(1)病史:有咽部受到撞击、挤压、切伤、刺伤、枪伤及灼伤等外伤史。

(2)临床症状:因受伤轻重不同而出现不同程度的症状,如疼痛、出血、声音嘶哑、吞咽困难、皮下气肿等,严重者可出现外伤性或出血性休克。咽灼伤可使黏膜产生充血、水肿、糜烂等,甚至出现高热和中毒症状。

(3)检查:颈部可有形态不一的伤口,或颈部常有皮下出血,如有皮下气肿可局部摸到捻发感及听到捻发音;骨折者可触及软骨碎块;咽灼伤者,口腔、鼻腔和咽、喉部黏膜急性充血、水肿,严重者表面覆盖白色膜性物。X线片可显示软组织肿胀和骨折部位,协助诊断。

2.中医辨病与辨证要点

(1)辨病要点:结合病史、症状及检查一般不难诊断。

(2)辨证要点:皮下青紫,咽部疼痛,为气滞血瘀之证;咽伤口外露,红肿疼痛,黏膜肿胀,为热毒壅盛之证。

(二)鉴别诊断

咽部外伤根据病史、症状、咽检查、颈咽X线片等,诊断多无困难。但有时病史不详,咽灼伤二度咽黏膜见坏死性假膜或痂皮,如出现声音嘶哑、呼吸困难应与咽白喉、喉气管异物相鉴别。

五、治疗

(一)中医治疗

1.辨证论治

咽外伤是咽喉科急重症,临床应注意观察损伤范围、程度及病情变化,对症进行急救处理。

(1)气滞血瘀。主要证候:皮下青紫,咽喉疼痛。治法:活血通络,行气止痛。方药:桃红四物汤加减。以桃红四物汤活血祛瘀止痛,可加香附、延胡索行气消肿止痛。

(2)热毒壅盛。主要证候:咽伤口外露,红肿疼痛,黏膜肿胀,声音嘶哑或失音,呼吸、吞咽困难。治法:清热解毒,消肿利咽。方药:清咽利膈汤加减。可加赤芍、丹皮等活血消肿。

2.外治法

(1)含漱:咽灼伤者,应保持口腔清洁,可用生理盐水含漱。

(2)清创缝合:对于开放性咽部外伤,应及时行清创缝合,有骨折时应进行复位,尽量保留软骨碎片和撕碎的黏膜并使其复位。

(3)气管切开:出现喉阻塞时应及时进行气管切开,保证呼吸道通畅。

3.针灸疗法

咽疼痛甚者,可行针刺止痛。主穴:合谷、内庭、曲池;配穴:天突、少泽、鱼际。针刺,用泻法,留针 10～30 分钟。

(二)西医治疗

1.治疗原则

(1)咽灼伤:凡咽灼伤均作急诊处理。对二、三度咽喉灼伤患者,则需住院治疗,密切观察有无呼吸困难和全身中毒症状,并做及时处理。治疗处理包括局部处理、控制和预防感染、呼吸困难的治疗及全身的辅助治疗。

(2)切割伤、火器伤:以止血、解除呼吸困难、防治休克、抗感染为原则。

2.治疗措施

(1)咽灼伤:具体治疗措施如下。

1)局部处理:保持口腔清洁,预防感染,促使创面黏膜早日愈合。①中和治疗:如误饮各种化学品导致咽灼伤,在发病1～2小时内就诊时,可用中和疗法,以减轻毒物吸收,酸性物用镁乳、氢氧化铝凝胶、生鸡蛋白、牛奶、植物油中和。禁用碳酸氢钠,因为产气,有碍呼吸。碱性物用食用醋或淡醋酸中和,但2小时后禁用中和,因毒物已吸收。②碱式碳酸铋片:研粉喷洒于咽喉部,开始每2～3小时1次,2日后改为每天3～4次。铋剂敷于创面,有吸收、干燥和防腐作用,可保护创面,并防止继发感染。③黏膜润滑剂:如橄榄油或食油,吞服,对创面亦有润滑和保护作用。④防腐剂:局部可搽布紫草油或龙胆紫。

2)控制和预防感染:咽灼伤后,因局部黏膜受损发生炎症坏死,极易继发细菌感染;同时,由于分泌物增加,且不易咳出,易发生严重的气管、支气管和肺部的感染。及时应用足量、有效的抗生素对控制和预防感染极为重要。

3)呼吸困难的处理:要掌握咽灼伤合并呼吸困难的规律。一般情况下,灼伤越重则呼吸困难出现越早,呼吸困难最严重程度多在灼伤 12 小时以内。故呼吸困难出现在灼伤 12 小时以内的病例,其呼吸困难多属进行性,应根据病情,及早施行气管切开术。若呼吸困难发生在灼伤 12 小时以上,虽呼吸困难较显著,但大多不再发展,可暂严密观察。若就诊时已超过 24 小时,呼吸困难轻微或已有好转,而咽灼伤也较轻,则可在门诊观察治疗。

4)抗感染治疗:激素有预防和消退咽水肿的作用,对咽灼伤患者有良好效果。由于激素的应用,已大大降低了需气管切开的病例数。

5)全身的辅助治疗:清热解毒、补充液体、输血、防治休克、增加维生素、注意营养等对症治疗。

(2)切割伤:具体治疗措施如下。①止血:伤口有活动性出血的,应立即予以止血处理。大出血的紧急处理方法:用手指压迫颈动脉区,查清活动出血点,用止血钳止血并进行结扎。对出血过多者,立即输血补液。②解除呼吸困难:对有严重呼吸困难,发生窒息的患者,应立即用吸引器吸出呼吸道内的分泌物、血液和异物,保持呼吸道通畅。待病情稳定后,再行气管切开术。③防治休克:患者由于失血过多,血压降低,应及时予以输血、补液,以防止休克发生,对已发生休克的,应积极抗休克治疗。④伤口处理:在确保呼吸通畅的前提下,对伤口进行清创缝合。正常的组织应尽可能保留,咽壁黏膜应尽量拉拢缝合,缝合时应注意采取黏膜下缝合,逐层关闭伤口,消灭无效腔。术后给予鼻饲,以减少吞咽活动,利于伤口的愈合。⑤抗感染治疗:大剂量、有效的抗生素的应用,对预防感染是非常必要的。由于咽喉易合并厌氧菌感染,需在抗生素应用的同时,加用抗厌氧菌感染的药物,如甲硝唑。对已形成局部感染、脓肿,应及时切开排脓。颈部大血管丰富,注意勿损伤大血管。

(3)火器伤:火器伤及咽部的治疗与切割伤的处理治疗措施基本相同。咽部火器伤视创腔污染情况,酌用破伤风抗毒素或类毒素注射,应皮试。

六、临床思路

(1)咽灼伤患者,应仔细追问病史,服用药物及性质、量,对治疗极有帮助作用。

(2)咽部切割伤、火器伤:检查伤口情况时,注意防止休克,检查包括口腔及颈部外伤情况,充分估计损伤程度及严重性。咽外伤要注意呼吸情况,有呼吸困难者,随时准备气管切开术。

(3)咽外伤:缝合伤口要注意爱护组织,正常组织尽量保留,保护咽的生理功能。

(4)咽灼伤除损伤咽、喉外,还可同时伤及食管,合理应用抗生素和激素以免咽喉食管瘢痕形成,造成狭窄,影响功能。因而在咽外伤检查治疗过程中不能单纯做咽部处置,应当做全面检查,不仅当时要妥善治疗,而且要考虑后遗症问题。

后期如形成瘢痕狭窄,要行扩张术。

七、预后与转归

咽外伤程度较轻者,若治疗及时,一般预后较好。若损伤较重,特别是咽喉食管瘢痕形成,造成狭窄,会影响呼吸或吞咽功能。

八、预防与调护

(1)注意自我保护,提高防范意识。

(2)咽外伤后应注意少讲话,使咽部休息。

(3)吞咽困难者可鼻饲喂食。

(4)对休克的患者按照休克的原则护理。

(5)对于开放性伤口,注意观察,按时换药,防止感染。

第二节 开放性喉外伤

开放性喉外伤指颈部皮肤、软组织有伤口与喉腔相通的喉外伤,累及喉软骨、软骨间筋膜及喉黏膜。常见的原因有切伤和刺伤、爆炸裂伤、勒伤及撞击伤等。受伤部位常发生于甲状软骨、甲状舌骨膜、环甲膜及气管,而环状软骨则较少见,伴有甲状腺损伤亦不少。严重者可多处同时受伤(图 8-1)。

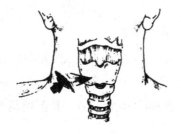

图 8-1 喉穿破伤

一、临床表现

开放性喉外伤的临床表现因创口的深浅、范围而异。

(一)出血

严重的出血常损伤喉动脉、面动脉舌下支、甲状腺动脉或甲状腺组织。若颈部动脉受伤大出血,则易出现休克、死亡。若静脉被切断、破裂,出血较多,则可形成气栓。无大血管损伤者,常有血痰伴呼吸而喷出。

(二)皮下气肿

皮肤伤口与喉伤口不在同一位置,咳嗽时空气由喉裂口进入颈部软组织,而造成皮下气肿,可扩展到面、胸、腹部。

(三)呼吸困难

由于喉软骨骨折、喉腔变形、伤口组织塌陷或黏膜肿胀;血液流入下呼吸道内;气管外伤或气胸等而引起呼吸困难。

(四)声音嘶哑或失声

声带损伤或喉返神经、环杓关节脱位或喉腔开放引起声音嘶哑或失声。

(五)吞咽困难

因外伤后咽、喉痛使吞咽障碍;喉咽、梨状窝或食管受累而出现吞咽困难。

(六)颈部伤口

伤口形态与致伤原因有关,刀伤时伤口大、整齐,常为单一伤口。尖锐器伤皮肤伤口小,伤口深及常有多个,有严重皮下气肿。铁丝、电线等勒伤,伤口细小,仅有皮肤少许渗血。枪伤一般为贯通伤,颈部伤口小、局限。爆炸伤伤口边缘不整,常有异物停留于组织内。

二、检查

(一)出血量及活动性出血的来源

应诊时首先用有效的方法止住活动性出血,并根据血液的性状、出血的动态和预计出血量等初步判断可能损伤的组织。只有做好良好的照明及抢救准备,才能探测伤口。一般来说,颈部大动脉受伤,多在现场死亡。患者能送来院急诊,说明还有抢救机会。

(二)伤口的位置及范围

明确伤口的位置及与喉气管的关系,检查伤口与气道相通是否顺畅,如有组织层覆盖或不完全覆盖,会加重皮下气肿。

(三)全身状况

全身状况包括患者的生命体征,如呼吸、脉搏、血压等。

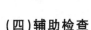

（四）辅助检查

在病情许可下，行喉 CT 检查、内镜检查，确定有无合并食管损伤、喉咽损伤、甲状腺及颈部大血管等损伤。

三、治疗

（一）保持呼吸道通畅

自伤口处插入气管插管或带气囊的 Y 形气管套管，并打胀气囊，防止血液流入下呼吸道。必要时应行环甲膜切开或气管切开。在野外，可在原开放的瘘管或稍加扩大后放入气管套管或中空导管应急，然后才进一步检查。

（二）止血及抗休克

颈部外伤时大出血有原发性和继发性两种，危害性极大，因此在建立呼吸道通路时应同时行止血措施。急救时，颈部用环行绷带紧包扎止血会影响脑部供血；结扎血管止血需具备一定的条件。填塞压迫是简单有效的止血方法，待患者情况好转或在有条件的地方再行血管结扎手术。在无条件行进一步抢救时，切勿取填塞物，以免引起大出血。

出血剧烈，填塞物无效时，应用于压迫止血及防止气栓形成，同时行颈部血管探查术。将皮肤伤口向下扩大，在近心端将受伤的颈内静脉结扎。动脉裂口可用细丝线缝合，或行血管吻合术。而结扎颈总动脉、颈内动脉只在最后为挽救患者生命时才采用。

（三）喉损伤的处理

根据受伤部位及范围，采取不同的处理方法。

1.舌骨上损伤

伤口切断舌骨上肌群，直到咽腔，或切断会厌游离缘。手术时应将伤口拉开，间断缝合修复咽腔黏膜，再逐层缝合舌骨上肌群。注意舌下神经及舌动脉有无受伤。缝合后不需要放置喉模。

2.甲状舌骨膜

受伤机会较多。切口经过会厌前间隙，可横断会厌，如小块会厌游离可切除。如会厌根部断离，应将会厌根部拉向前缝合，以免引起呼吸困难。缝合原则是分层对位缝合，以恢复原有功能，不需留置喉模。注意保护未断离的喉上神经。

3.甲状软骨中上部

常损伤喉内的声带、杓状会厌襞和室带。缝合时应尽量保留喉腔黏膜，并复位缝合。将会厌拉向前缝合,留置喉模 3 个月左右。

4.甲状软骨中下部

在该处除损伤声带外,易损伤喉内肌、杓状软骨和环状软骨,可导致环杓关节脱位,严重影响声带活动。严重外伤者,可伤及下咽,甚至咽后壁。缝合时应注意声带黏膜复位及将两侧声带尽量恢复到同一平面。尽量保留软骨,如为小块已游离无软骨膜附着的软骨,估计难以成活者,应及时取出。对位缝合甲状软骨板,喉腔内放置喉模 3～6 个月。

5.环甲膜

如损伤仅及环甲膜,气管切开后单纯缝合即可。如伤口深可伤及环杓关节、环状软骨,甚至喉咽、气管入口及椎前筋膜等。应行低位气管切开后,分层缝合,留置喉模 3～6 个月。

6.气管

由于伤及颈部气管时,常累及甲状腺、食管及喉返神经。如伤及气管旁的大血管,患者常来不及就诊已死亡。手术时可用丝线将气管对位缝合,食管伤口分层缝合。如能找到离断喉返神经断端可即行吻合或后期处理。缝合后可放置 T 形管或镍钛记忆合金支架支撑 3～6 个月,以防狭窄。食管损伤者术后应留置胃饲管。

7.喉大范围缺损

应尽量按其解剖结构修复,以恢复其呼吸及发声功能。临床常用于修复的材料和方法有以下几点。

(1)会厌组织:将会厌自前间隙处分离后,向下牵拉,修复喉腔前面或左右前外侧面,留置喉模 2 周左右。该方法取材容易,方法简便,会厌的支架作用好,修复效果好。患者呼吸功能良好,大多数均能拔管。但患者在短期内有呛咳,特别是进食流质时,一般在 3 个月左右好转。

(2)颈前带状肌:可用单侧单蒂或双蒂、双侧单蒂或双蒂胸骨舌骨肌瓣翻转缝合,修复喉前外侧壁。此法除取材容易、简便外,可同时修复喉的侧壁及前壁,但支架作用稍差,术后发声较差,需留置喉模 1～3 个月,如仍有狭窄,需再次置入喉模。

(3)舌骨肌瓣:取适当长度的舌骨,保留骨膜及附着的胸骨舌骨肌,将舌骨缝于缺损的喉前壁或外侧壁,并放置喉模 3～6 个月。此法的支架作用好,适用于损伤范围小的病例。术中应注意保留舌骨膜,同时舌骨及附着肌肉不能短于 1.5 cm,否则舌骨易缺血坏死,令修复失败。

（4）全喉重建术：若为严重喉外伤，尽管喉体碎裂也要灵活运用各种重建技巧，重建呼吸通道，以期达到患者伤愈后能经口呼吸和保持语言能力。不能因为伤后喉解剖结构紊乱、自己能力所不能及而草率地将残余喉组织剪除。若因爆炸全喉缺失，应急处理可形成颈前气管造口，日后才行Ⅱ期发音重建术。

（5）联合修复：常用于并有喉外器官严重损伤者，如颈前皮肤大范围缺损、下咽部或颈段食管损伤等。常用的有胸大肌皮瓣、颈阔肌皮瓣及胸锁乳突肌皮瓣、吻合血管的肱桡肌皮瓣、股外侧肌皮瓣等游离皮瓣和肌皮瓣联合修复。

四、喉模的类型和放置方法

喉模是喉气管成形术必用品，使用时应因地制宜，因人选用。现将常用的喉模种类和放置方法介绍如下。

（一）硅胶管

1.放置方法

取 2 cm 长、外径约为 1.3 cm 的硅胶管将上端缝合（减少误吸），选择可起固定作用的双侧甲状软骨板，以粗针头为引导将细不锈钢丝依次穿过一侧皮肤-甲状软骨-硅胶管-对侧甲状软骨板-皮肤，同法在上方处再穿过细钢丝一条。手术结束时将钢丝拉紧，判断管上缘水平略超过损伤区域后，分别用纽扣穿钢丝固定于双侧颈部皮肤外（图 8-2）。

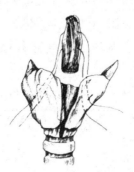

图 8-2　硅胶管喉模固定法

2.取出方法

喉腔黏膜表麻或全麻下进行。切记先夹住喉模顶端，再剪断颈部固定钢丝，经口腔取出喉模。

（二）T 形硅胶管

T 形硅胶管无毒性，对组织刺激轻微，长期佩戴无不适感；支撑力较好，不易变形。堵塞 T 形硅胶管(图 8-3)的支管,不影响患者呼吸,自我护理也方便。

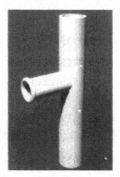

图 8-3　T 形硅胶管

1.放置方法

根据患者年龄和身材大小、病变部位和范围,选择合适的规格及裁剪合适的形状和长短(表 8-1),管端修剪圆滑平整。放置时支管自气管造瘘口处伸出,上端可达破裂上缘或向前与会厌根部平齐(图 8-4)。

2.T 形硅胶管与气管套管联合应用

临床经验表明,T 形硅胶管安放后,支管不能长期作为通气道。因为 T 形硅胶管不配有内套,一旦 T 形硅胶管的近心端形成痂皮,会影响管腔通畅,出现"活瓣样"的呼吸困难。解决这个问题的方法是,支管适当剪短,以较小号气管套管自支管内放入,使气管套管口突出,T 形硅胶管垂直于管下缘。按常规气管套管的清洁方法清理内套,有学者在临床上将气管套管和 T 形硅胶管联合使用,效果颇佳(图 8-5)。

表 8-1　T 形硅腔管规格

规格编号	主管外径(cm)	支管外径(cm)	适用年龄
1	0.8	0.6	幼儿
2	1.0	0.8	儿童
3	1.1	0.9	儿童
4	1.2	1.0	青少年
5	1.3	1.1	青少年
6	1.4	1.2	成年女性
7	1.6	1.4	成年男性

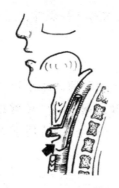

图 8-4　T 形硅胶管安放

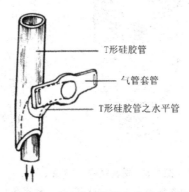

图 8-5　T 形硅胶管与气管套管联合应用

3.拔管方法

沿气管瘘口下缘与 T 形支管间隙深入细长血管钳,夹住 T 形主管与支管连接之下部,向上推压支管再向外拉,即可取出。放置气管套管,并堵管观察 1 周,无呼吸困难可拔管。

4.T 形硅胶管拔除的时机

(1)Ⅰ型喉外伤有广泛黏膜损伤,戴管 2 个月左右。

(2)Ⅱ型喉外伤,戴管 3~6 个月。

(3)Ⅲ型喉外伤,喉软骨破碎内陷者,戴管 6~12 个月。

(4)重的Ⅲ型及Ⅳ型喉外伤戴管 1.5~2 年。

(三)乳胶指套喉模

1.特点

(1)制作方便,可根据患者的年龄、损伤部位及范围制作不同规格的喉模。

(2)喉模柔软,具有一定的支撑作用,又有一定的柔软性。

（3）对创面的摩擦及压迫小，不易生长肉芽。

（4）缺点是不宜长期停放。

2.制作

剪取消毒手套的示指套，在套内装剪碎或小块状的碘仿纱布或海绵，在两端用丝线扎紧，在扎紧处的外端分别缝扎 10 号丝线两条，指尖端处丝线长约 30 cm，另一端长约 20 cm。制作后的喉模（适用于成人男性）长 5 cm，宽 1.5 cm 左右（图 8-6A）。

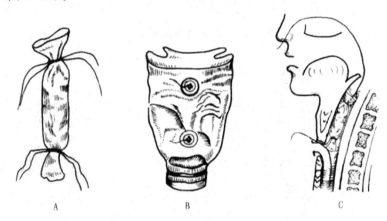

图 8-6　指套喉模固定法
A.指套喉模；B.指套喉模喉前上下固定法；C.指套喉模鼻腔-颈部固定法

3.放置固定

在喉内黏膜复位缝合、软骨复位后，根据患者的年龄、损伤的范围和部位制作合适的喉模。放置固定方法有两种：颈外固定如图 8-6B 所示。鼻腔-颈外固定法：将喉模放入喉腔，指端向上，自一侧鼻腔放入导尿管到喉腔，将喉模上端丝线自前鼻孔引出并固定，注意丝线不宜牵拉过紧，以防损伤软腭。下端丝线自气管切开处引出并固定（图 8-6C）。

4.取出方法及时机

口及喉咽黏膜表麻，将下端固定丝线剪断，在口腔用血管钳夹住上端丝线，在前鼻孔处剪断固定丝线，然后自口腔取出喉模。

一般指套喉模放置时间为 2 周。因口内有丝线，放置时间长使患者感到不适，同时丝线对软腭、鼻腔可造成一定的损伤，因此指套喉模一般用于喉内黏膜外伤。

（四）镍钛形状记忆合金支架

1.特点

镍钛形状记忆合金作为一种新型材料，已广泛应用于临床各领域。镍钛形状记忆合金在相变区具有形状记忆特性和超弹性,在低温下(0 ℃左右,处于马氏状态)比较柔软,可以变形。将其加热到人体温度时(高温相状态)立即恢复到原来形态,产生持续柔和的支撑力,起到矫形或持续支撑的作用。因其优良的生物相容性、形态记忆功能、超弹性、耐腐性、耐磨性、无毒性等特征,被称为 21 世纪的新型材料。

记忆合金支架有附膜支架和裸支架。附膜支架可阻止喉黏膜肉芽向支架内生长,放置一段时间后可经直接喉镜下取出。裸支架放置后,喉黏膜可长入网格内,支架与组织相容,起到支撑作用。

2.放置方法

根据患者情况,选择合适大小、形状的记忆合金支架。将记忆合金放入冰中,冷却缩小后,置入喉腔内,受体温作用金属立刻恢复原状,固定并支撑喉腔。由于裸支架不能取出,放置时不能高于声带水平。所以,受伤部位高于声门水平者不适宜放置裸支架。常规的圆筒网状支架常用于声门下、气管的支撑。声门区的支撑最好用特制的喉模。

3.取出时间及方法

附膜支架根据患者的受伤程度和范围决定,一般放置 3 个月左右。表麻或气管内麻下,在直接喉镜或支气管镜下取出。

第三节　闭合性喉外伤

闭合性喉外伤是指颈部皮肤无伤口与喉腔贯通的外伤。

一、喉黏膜挫伤、撕裂伤

(一)临床表现

1.症状

喉部疼痛,以吞咽时更明显,可放射到耳部。由于喉黏膜水肿、黏膜下出血、黏膜撕裂、常有声音嘶哑及咯血现象。如并有环杓关节脱位,声音嘶哑更明显及持续。一般说来,此种类型损伤较少立刻发生呼吸困难,但要注意的是,受伤后数小时才是喉内组织肿胀的明显期。临床医师有此预见性,会减少患者过早脱离医疗监护、突发呼吸困难的危险。

2.检查

(1)颈部检查:颈部软组织肿胀、淤血。如喉黏膜撕裂伤严重者可发生局限性皮下气肿,严重者气肿可波及颜面、颏下、胸部等部位。

(2)间接喉镜或光纤喉镜检查:喉黏膜水肿、黏膜下水肿或黏膜撕裂;杓状会厌襞移位,声门狭窄或变形等;声带活动受限或固定,喉腔变形或结构欠清等。

(3)喉部 X 线片、CT 检查:对排除喉支架骨折、环杓关节脱位、手术方案的制订等有较大的价值。

(二)治疗

1.一般处理

一般处理适用于无呼吸困难的喉外伤。

(1)严密观察病情,做好气管切开准备,一旦出现呼吸困难成立,应立即行气管切开。

(2)令患者安静、少言,进食流质、禁食或鼻饲流质。

(3)早期应用抗生素和皮质激素可减轻黏膜水肿。

2.外科处理

外科处理包括气管切开及手术探查。

(1)气管切开:对有以下情况者应行气管切开,以策安全。①伤后即出现呼吸困难或呼吸困难呈进行性加重者;②喉黏膜较大范围撕裂伤、持续性咯血者;③就诊时虽无呼吸困难,但有咳血、皮下气肿者,可以做预防性的气管切开。

(2)手术探查:喉裂开后,将撕裂的黏膜缝合(图 8-7)或将黏膜下血肿刮除,尽量保留黏膜完整,内置喉横 2 周,以防止喉狭窄。

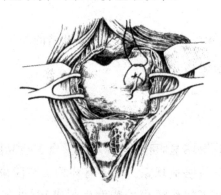

图 8-7　喉内黏膜缝合

二、喉软骨支架骨折

喉软骨支架骨折所受的外来暴力较喉黏膜挫伤及裂伤要大得多,是严重的喉外伤。闭合性喉外伤以甲状软骨、环状软骨骨折多见,而顿挫挤压伤引起喉气管断裂分离常见于多发性的损伤中。这些损伤难免伴有喉黏膜撕裂伤。

(一)临床表现

1.皮下气肿

喉内黏膜撕裂,气体进入颈部皮下,可扩展到全颈、颔下、面颊或纵隔等。

2.咯血

轻者可痰中带血,重者出现较大量的咯血,频频咳嗽使皮下气肿加重。

3.呼吸困难

喉软骨骨折,特别是环状软骨骨折,使喉腔失去正常的支撑而变形,加上喉黏膜水肿、血肿及出血等因素,而出现喉阻塞。

4.声音嘶哑

喉软骨骨折或关节脱位使声带位置发生改变;喉黏膜水肿或血肿、黏膜撕裂致声带形态改变;喉返神经麻痹或环杓关节脱位使声带活动受限或固定,而出现声音质量改变。

5.疼痛

说话或吞咽时疼痛明显,疼痛有的向耳部放射。

6.吞咽困难

患者可因疼痛而产生吞咽困难,但应注意并发食管损伤。

(二)检查

(1)颈部肿痛、皮下淤血及皮下气肿。皮下气肿的始发位置可为损伤的部位提供参考依据;闭合性喉气管损伤时,皮下气肿进展很快。

(2)喉体正常轮廓不清,甲状软骨扁平,环状软骨弓消失,可扪及错位的软骨。在气管离断时。由于舌骨上肌群的牵拉,可使喉体上移。

(3)喉腔形态的观察:对检查合作的患者,间接喉镜观察下咽、喉部常是确诊的一项重要手段。纤维喉镜有视野清楚、光线明亮,对损伤范围和程度判断较准确及对患者损伤小等优点,特别对检查不合作、张口受限或特殊体位者更为适合。直接喉镜检查有加重损伤的可能,不宜作为首选,但对已建立有效气道,又无颈椎及颈部并发症者,应不属禁忌。随着纤维镜的普及应用,其损伤小、观察全面等优点已被广泛接受。为此,传统的直接喉镜检查临床逐渐少用。外伤时喉腔形态有黏膜暗红、水肿,黏膜下血肿、黏膜裂伤,声门变形、声带活动受限或固定,喉软骨暴露等征象。

(4)喉部 CT 是一种非损伤性检查,其结果是选择治疗方法的重要依据。它有助于查明喉软骨的破坏程度、环杓关节运动情况,以及内镜难以发现的喉内软组织改变。尽管如此,传统的喉部 X 线正侧位片、体层照片等临床仍有采用价值。但必须指出,喉部的影像学检查应在呼吸道通畅及病情许可时进行。

(5)注意并发颈部钝挫伤或颌面部骨折、颈椎骨折及胸部损伤等。

(三)治疗

(1)迅速建立有效呼吸通道,防止窒息。

(2)软骨骨折复位及修复喉软骨骨折的整复应尽早进行,在致伤后 2 小时内采取妥善的治疗措施,对预防并发症、保存喉功能甚为重要。

扩张法软骨复位:单纯骨折,喉腔声门轻度变形,但无呼吸困难,但当喉内血肿及黏膜水肿消退后,发现骨折移位对发声和呼吸有一定影响。对此型病例主张早用扩张法复位治疗,可取得很好的治疗效果。复位可在直接喉镜、气管镜下进行。方法:气管切开后,全麻下在直接喉镜或气管镜下进行手法复位。复位后可经喉放入喉模,1 周后取出。亦可不放喉模,3 天后再复位一次。

喉裂开软骨复位:Cherian 总结了 30 例喉外伤病例,提出喉外伤患者在 7 天内行外科手术治疗者 94％预后良好,而 7 天以后行外科手术治疗者治疗效果差,预后不良。适应证:①喉黏膜撕裂、软骨暴露、明显移位的骨折;声带固定。②伤后不久即出现呼吸困难。③伤后持续咯血,颈部广泛皮下气肿呈进行性。④直接喉镜或气管镜下复位不成功者。方法:喉裂开后,将折断的软骨片整复,软骨膜完整者,对位缝合软骨膜(图 8-8);软骨膜缺损者,可直接缝合软骨断缘固定。喉内软组织复位,将黏膜缝合。如黏膜缺损大,不能缝合,可用会厌黏膜、鼻腔游离黏膜修复,或将杓状会厌襞黏膜向内拉拢修复,具体应根据损伤范围及部位而定。然后放置喉模 3～6 个月。如喉支架破坏或缺失严重,实在难以完整修复,在手术时亦应围绕恢复、发音和防止误咽等功能设计手术方案,以期保持患者的生活质量。

喉气管断裂者,其皮肤可有或无伤口,远端可缩回至胸腔,患者立即有咯血、呼吸困难、皮下气肿症状。此时应立即行颈部切开,将远端牵拉向上与近端吻合固定,并放置支撑喉模。因此类损伤常累及双侧喉返神经,出现声带麻痹,术中应做低位气管切开,有条件可同时行神经吻合。如效果不佳或术时因特殊情况不能行神经吻合时,术后观察声带运动半年内未恢复,再按声带麻痹处理。如抢救现场无条件进行喉-气管吻合时,应将远端固定于颈部,非放置气管套管或气管插管。

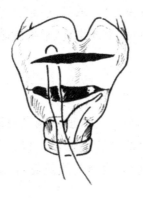

图 8-8 甲状软骨缝合

第四节 喉烫伤及烧灼伤

喉、气管、支气管黏膜受到强的物理因素刺激或接触化学物质后,引起局部组织充血、水肿,以至坏死等病变,称为喉部与呼吸道烧伤。它包括物理因素所致的喉烧灼伤、喉烫伤、放射损伤及化学物质腐蚀伤。呼吸道烧伤占全身烧伤的 $2\%\sim3\%$。由于声门在热气、有毒烟雾或化学物质刺激下反射性关闭,因而上呼吸道烧灼伤较下呼吸道者多见且伤情较重。

一、病因

(1)咽、喉与气管直接吸入或喷入高温液体、蒸气或化学气体。

(2)火灾时吸入火焰、烟尘及氧化不全的刺激物等。

(3)误吞或误吸化学腐蚀剂,如强酸、强碱、酚类等。

(4)遭受战用毒剂如芥子气、氯气等侵袭。

(5)放射线损伤,包括深度 X 线、^{60}Co、直线加速器等放射治疗时损伤及战时核武器辐射损伤。

二、发病机制

上呼吸道黏膜具有自然冷却能力,可吸收热气中的热能。当上呼吸道受热力损害时,声门可反射性关闭,保护支气管和肺。蒸气在声门反射未出现前即进入下呼吸道,故下呼吸道受损害较重。烧伤后表现为鼻、口、咽、喉及下呼吸道黏膜充血、水肿及坏死,可累及黏膜下层、软骨,引起窒息、肺不张、肺感染。放射性损伤早期有炎症反应,数月后可发生纤维化、放射性软骨炎、软骨坏死。

三、临床表现

(一)轻度

损伤在声门及声门以上。有声音嘶哑、喉痛、唾液增多、咽干、咳嗽多痰、吞咽困难等症状。检查可见头面部皮肤烧伤,鼻、口、咽、喉黏膜充血、肿胀、水疱、溃疡、出血及假膜形成等。吞食腐蚀剂及热液者可见口周皮肤烫伤,食管、胃黏膜烧灼伤及全身中毒症状。

(二)中度

损伤在隆突以上。除上述症状外,有吸气性呼吸困难或窒息,检查除轻度烧灼伤所见外,还可有喉黏膜水肿和糜烂,听诊肺呼吸音粗糙,闻及干啰音及哮鸣音。常伴有下呼吸道黏膜烧伤,易遗留喉瘢痕狭窄。

(三)重度

损伤至支气管,甚至达肺泡。除有上述喉烧伤的表现外,还有下呼吸道黏膜水肿、糜烂及溃疡,甚至坏死。患者呼吸急促、咳嗽剧烈,可并发肺炎或膜性喉气管炎,可咳出脓血痰和坏死脱落的气管黏膜。误吞腐蚀剂者可致喉、气管、食管瘘。若烧伤范围广泛,可导致严重而广泛的阻塞性肺不张、支气管肺炎、肺水肿,进而出现呼吸功能衰竭。

四、治疗

(一)急救措施

1.早期处理

热液烫伤可口含冰块或冷开水漱口、颈部冷敷。强酸、强碱烧伤者应立即用清水冲洗口腔、咽部并采用中和疗法。强酸烧伤者可给予牛奶、蛋清或2%～5%碳酸氢钠溶液;强碱烧伤者可给予食醋、1%稀盐酸或5%氯化铵等涂布伤处,或吞服、用中和药物雾化吸入。

2.全身治疗

充分补液,维持水、电解质平衡,吸氧。重度者需行紧急气管插管,也可给予高压氧治疗。纠正休克、保护心肺功能。全身应用抗生素预防感染,糖皮质激素防止呼吸道黏膜水肿。

(二)保持呼吸道通畅

(1)上呼吸道阻塞、分泌物多而咳出困难者,为防止窒息,可行气管内插管或气管切开。Ⅲ度以上呼吸困难必须行气管切开,因为这种病例多有会厌或喉入口处高度水肿,可形成急性喉梗阻或有喉梗阻的趋势。

(2)会厌高度水肿者切开排液减压,杓间区水肿行点状穿刺或点状切开黏膜为宜,因为杓间区过长的切口可能影响术后功能。

(3)应用解痉药物,以解除支气管痉挛。

(4)每天雾化吸入,气管内滴入抗生素生理盐水,以防气道被干痂阻塞。

(三)营养支持

早期以静脉营养为主。能否放置胃管及放置时间取决于并存的下咽、食管烧伤情况。严重烧伤时,早期放置胃管有引起穿孔、感染的危险,故不建议使用,但2～4周后又可因为下咽、食管的粘连、闭锁而不能实施,而被迫行胃造瘘术。

第五节　气管内插管喉损伤

气管内插管麻醉术是各类外科手术中常用的,因其对气道管理方便、安全性高等优点,使得它成为临床应用最广的麻醉方法。为此,气管内插管时喉损伤的发生率也随之增加。损伤表现有喉气管黏膜擦伤、裂伤;环杓关节损伤脱位及造成喉内溃疡、肉芽形成及日后形成瘢痕狭窄等。其中喉气管黏膜擦伤、裂伤较为常见,喉溃疡、肉芽及瘢痕较为少见,而环杓关节脱位是较罕见的并发症。

一、发生原因

(1)选择导管过粗,声门裂被导管撑大。咽后壁、喉腔后部及气管前壁内表面3处受压点,易受伤处首先是声带突部位,其次是气管前壁,因此,临床上较常见该两处有溃疡或肉芽。

(2)患者体胖,颈粗短,喉腔暴露不良,插管时麻醉喉镜深入过深,上提者喉镜用力不当。损伤环后区及强力推动环杓关节。

(3)患者清醒状态或喉痉挛时强行插管。

(4)插管停留时间过长。

（5）术中频繁改变患者头位或患者常有吞咽、呕吐、咳嗽,增加导管与黏膜的摩擦,引起喉黏膜损伤。

二、常见的损伤及治疗

(一)环杓关节脱位

1.病因

全身麻醉或急救的气管插管较易造成环杓关节脱位,原因有以下几点。

（1）操作者插管动作不熟练、带盲目性,或在患者清醒、尚未用肌松剂时就进行插管,患者剧烈咳嗽或声门痉挛,操作者在半盲目状态下插入麻醉导管,易造成环杓关节脱位。插管时将患者颈部过度后仰,也可能是造成环杓关节脱位的原因之一。据报道,插管过程中所造成的环杓关节脱位多见于左侧,这是因为插管者习惯用左手持喉镜挑起舌根及会厌以暴露喉部,杓状会厌襞被拉紧,并将杓状软骨向上、外牵引,此时用右手插入麻醉导管,如果在声门闭合时强行用力插入,则易推压左侧声带,可将该侧杓状软骨向前牵引导致脱位,或直接推压左侧杓状软骨而致其脱位。此外,麻醉导管下1/3的凸面主力作用于左杓状软骨上,使其向后推移。

（2）麻醉时间过长,使环杓关节长时间受麻醉导管压迫。特别是在麻醉导管留置过程中,如果患者头部偏向一侧,则导管的重力集中压在该侧环杓关节上,易致其脱位。有个别报道环杓关节因长期受压而发生坏死。

（3）麻醉清醒前由于患者出现刺激性剧烈咳嗽及吞咽动作易致环杓关节脱位。

2.治疗

（1）环杓关节复位术:环杓关节脱位的治疗原则是尽早恢复杓状软骨的正常位置,若杓状软骨区及杓状会厌襞充血、肿胀较严重,可待肿胀基本消退后再行复位。复位需早期进行,超过2周则可因关节纤维化而效果不佳,如果迟于1～2个月,则无法复位。复位的方法有以下几点。

1)间接喉镜下杓状软骨拨动法复位术:此方法简单易行,最多被采用。①术前准备:术前2～3小时禁食,术前半小时皮下注射阿托品(0.5 mg,向患者说明手术的目的及注意事项,取得患者的合作;有活动义齿者应取下。②麻醉:用0.5%～2%丁卡因咽部、喉部喷雾3～4次,必要时声门及梨状窝滴入1～2次,丁卡因总量不超过60 mg。③复位拨动方法:受试者取坐位,头位应摆正,颈部放松,嘱患者自己将舌头拉出口外,术者左手持大号间接喉镜,右手持裹以棉片的弯头喉钳,置入间接喉镜后,将喉钳徐徐放入患侧梨状窝,并移至杓状软骨处做与其脱位反方向的拨动。若为前脱位,则将喉钳置于杓状软骨前内方,在患者发"依"音时,向后向外轻轻拨动杓状软骨;若为后脱位者,则置喉钳于杓状软骨后外方,在患者吸气时,向前向内拨动。拨动时注意,若为左侧杓状软骨前脱位,要使杓状软骨从前、下、内向后、外、上复位时,必须同时做顺时针方向旋转,否则,其尖端顶着喉腔外侧壁,不利于复位;若为右侧杓状软骨前脱位,则相反。拨动4~5下后进行观察,如复位成功,则杓状软骨及声带的活动度明显增加,发声好转。如未成功,隔天可重复拨动一次。

2)纤维喉镜下杓状软骨拨动法复位术:适用于间接喉镜下喉部暴露不理想,或咽反射较敏感,间接喉镜下拨动不成功者。有人主张试用此法,但纤维喉镜及纤细组织钳的活动力度不大,要避免用力过度,而损坏高值纤维喉镜。患者取平卧位,置入纤维喉镜,如果患者咽反射敏感,可通过喉镜的负压孔再滴入少许1%～2%丁卡因,将纤维喉镜缓缓推至声门区,并紧贴环杓关节,根据杓状软骨脱位方向(前脱位或后脱位),转动喉镜手柄使镜头向后向外或向前向内撬动,直视下观察杓状软骨复位成功与否。

3)直达喉镜下杓状软骨拨动法复位术:术前准备及麻醉方法同上,个别咽反射特别敏感或精神特别紧张者需行全身麻醉。患者取仰卧垂头位或头后仰抬高位,全身放松,平静呼吸。术者左手持喉镜,将喉镜导入咽腔,挑起会厌,暴露喉部,右手持裹以棉片的直接喉钳拨动杓状软骨,拨动方法同间接喉镜下操作。

4)喉外推拿复位法:朱利相(1998)报道一种环杓关节脱位喉外推拿复位方法。患者取坐位、平视,头略转向健侧,术者站在患者患侧,用同侧手中、示指将患者喉头轻推向患侧,此时拇指指尖及侧缘慢慢滑入该侧甲状软骨板后缘及深处,即喉咽腔。自上而下移动拇指,当触及硬物感(为杓状软骨)时即嘱患者发"依"音,同时用拇指将硬物向前、内推数次。一般连续治疗2~3次即愈。

(2)急性期黏膜充血、肿胀、损伤者,可口服或静脉使用抗生素及雾化吸入治疗。

(3)病程较长而出现关节纤维化的患者,经尝试拨动杓状软骨不成功,如果声带固定于旁中位,且对侧声带运动无法代偿者,可行患侧声带注射、填充或杓状软骨内收术以改善其发音。

(4)双侧杓状软骨发生前脱位,双声带外展受限,出现喉阻塞,则需气管切开术。

(二)喉接触性溃疡

喉溃疡是喉科少见疾病,病因非单一,常与炎症和声带过度活动或局部损伤有关。气管插管损伤是本病的原因之一。此外,野外或噪声环境下作业、感冒时不忌烟酒或用声过度也容易产生喉内黏膜受损,继而形成与插管后发生病变一样的喉溃疡或肉芽肿。病变常位于一侧或双侧声带中后 1/3 交界处,即声带突处。声带黏膜损伤后,形成浅表溃疡,再继发感染而引起软骨膜炎并形成肉芽肿,习称为接触性溃疡。患者在术后出现喉痛不适和声音嘶哑,逐渐出现持续性发声易疲劳、声音嘶哑、刺激性咳嗽等。偶有咳嗽致肉芽肿表面血管破裂而少量痰中带血,双侧大块肉芽可引起呼吸不畅。

间接喉镜或纤维喉镜下可见声带及杓状软骨黏膜,声带中后 1/3 杓状软骨声带突上可见白色、淡红、大小不定的小溃疡或肉芽肿,直径大小不定,可达 5～9 mm。其外观具有炎性病变的特征。但有时确难与乳头状瘤或恶性肿瘤相鉴别。

喉接触性溃疡的治疗方法有一般治疗和手术治疗。

1.一般治疗

去除损伤因素,适当声休、止咳,并辅以含抗生素和肾上腺皮质激素的蒸气或超生雾化吸入治疗。浅层损伤较易治愈,但如肉芽生长应手术治疗配合。

2.手术治疗

除去肉芽组织,减少声带的重量,促进逐步伤口愈合是手术的目的。

参 考 文 献

[1] 吴革平.耳鼻咽喉与眼科疾病临床诊疗技术[M].济南:山东大学出版社,2021.

[2] 黄向阳.实用耳鼻喉疾病诊治基础与进展[M].长春:吉林科学技术出版社,2019.

[3] 王慧.现代耳鼻喉诊疗进展[M].天津:天津科学技术出版社,2019.

[4] 刘红刚.临床病理诊断与鉴别诊断眼耳鼻咽喉疾病[M].北京:人民卫生出版社,2021.

[5] 马瑞雪.眼耳鼻喉基础与临床[M].天津:天津科学技术出版社,2019.

[6] 吴允刚.耳鼻喉疾病诊断与治疗[M].天津:天津科学技术出版社,2019.

[7] 钱迪.现代耳鼻喉科疾病诊治学[M].开封:河南大学出版社,2021.

[8] 刘焕梅.耳鼻喉常见疾病诊疗[M].长春:吉林科学技术出版社,2019.

[9] 李满意.耳鼻喉疾病现代诊疗[M].北京:科学技术文献出版社,2019.

[10] 王静.新编耳鼻喉疾病临床治疗要点[M].开封:河南大学出版社,2020.

[11] 黄南.现代眼耳鼻喉疾病诊疗精粹[M].天津:天津科学技术出版社,2019.

[12] 魏璐璐.耳鼻喉科疾病诊治学[M].长春:吉林科学技术出版社,2019.

[13] 葛海.耳鼻喉科疾病诊治进展与实践[M].长春:吉林科学技术出版社,2019.

[14] 文忠.耳鼻咽喉头颈外科临床治疗学[M].长春:吉林科学技术出版社,2019.

[15] 崔勇.现代耳鼻喉疾病诊疗进展与实践[M].昆明:云南科技出版社,2020.

[16] 王志成.实用耳鼻喉科疾病诊断与治疗[M].北京:科学技术文献出版社,2019.

[17] 段练.临床常见五官科疾病诊疗[M].北京:科学技术文献出版社,2019.

[18] 牟基伟.实用耳鼻咽喉头颈外科学诊疗技术[M].北京:化学工业出版社,2019.

[19] 李德生.实用眼耳鼻喉头颈外科学疾病诊断与治疗[M].天津:天津科学技术出版社,2020.

[20] 周军.耳鼻喉科诊治进展与应用[M].昆明:云南科技出版社,2019.

[21] 王云霞,阎妍.耳鼻喉健康顾问[M].郑州:郑州大学出版社,2020.

[22] 田杰.现代五官科临床诊断与治疗[M].长春:吉林科学技术出版社,2019.

[23] 刘蓬.实用中医耳鼻喉科学[M].北京:中国中医药出版社,2020.

[24] 慈文学.耳鼻喉常见疾病诊疗[M].武汉:湖北科学技术出版社,2018.

[25] 秦良卿.实用耳鼻喉疾病诊治[M].哈尔滨:黑龙江科学技术出版社,2020.

[26] 李昌武.眼耳鼻喉头颈外科学[M].昆明:云南科技出版社,2018.

[27] 武箴.实用耳鼻喉口腔疾病诊疗对策[M].北京:科学技术文献出版社,2018.

[28] 皮士军,李永强.耳鼻喉疾病诊断与治疗[M].成都:四川大学出版社,2018.

[29] 刘汝洋.现代耳鼻喉科临床诊治要点[M].南昌:江西科学技术出版社,2020.

[30] 孟建国.耳鼻喉头颈外科[M].长春:吉林科学技术出版社,2018.

[31] 王向云.实用耳鼻喉治疗精要[M].北京:科学技术文献出版社,2018.

[32] 丁德涛.耳鼻喉疾病诊疗新进展[M].长春:吉林科学技术出版社,2018.

[33] 宋镇.实用耳鼻喉疾病治疗学[M].沈阳:沈阳出版社,2020.

[34] 魏文忠.实用临床耳鼻喉疾病诊治[M].北京:科学技术文献出版社,2018.

[35] 曹华琳.现代耳鼻喉科疾病诊治[M].南昌:江西科学技术出版社,2020.

[36] 赵丹.甲泼尼龙联合普米克令舒对急性喉炎患儿的影响[J].实用中西医结合临床,2021,21(23):89-90.

[37] 李秀云.孟鲁司特钠片联合盐酸氮卓斯汀鼻喷雾剂治疗过敏性鼻炎效果观察[J].实用医技杂志,2020,27(9):1254-1255.

[38] 任淑艳.观察鼻内镜手术治疗慢性鼻炎鼻窦炎的疗效[J].中国医药指南,2020,18(15):120-121.

[39] 高密,赵陈祎,赵青.放血疗法联合紫外线治疗急性咽炎的临床观察[J].上海针灸杂志,2021,40(1):67-71.

[40] 刘薇,韩书婧,刘珊珊,等.儿童复发性分泌性中耳炎致病因素 meta 分析[J].中国眼耳鼻喉科杂志,2021,21(1):41-45.